# GUSTAVO ADOLFO BECERRA INFANTAS

## Análisis de los factores que intervienen en el fracaso de implantes

**GUSTAVO ADOLFO BECERRA INFANTAS**

# Análisis de los factores que intervienen en el fracaso de implantes

## Desde la perspectiva de residentes y docentes de la segunda especialidad de periodoncia e implantes

**Editorial Académica Española**

**Imprint**

Any brand names and product names mentioned in this book are subject to trademark, brand or patent protection and are trademarks or registered trademarks of their respective holders. The use of brand names, product names, common names, trade names, product descriptions etc. even without a particular marking in this work is in no way to be construed to mean that such names may be regarded as unrestricted in respect of trademark and brand protection legislation and could thus be used by anyone.

Cover image: www.ingimage.com

Publisher:
Editorial Académica Española
is a trademark of
Dodo Books Indian Ocean Ltd. and OmniScriptum S.R.L publishing group

120 High Road, East Finchley, London, N2 9ED, United Kingdom
Str. Armeneasca 28/1, office 1, Chisinau MD-2012, Republic of Moldova, Europe
Printed at: see last page
**ISBN: 978-620-2-15777-3**

## DEDICATORIA

A mis padres, por la semilla de superación
que han sembrado en mí, a mi esposa e
hijos por su apoyo emocional y estimulo.

## AGRADECIMIENTO

A mi familia, por su comprensión y estimulo constante, además de su apoyo incondicional a lo largo de mis estudios.

A mi Asesor de plan de tesis: Dr. Marcelino Andia Ticona, por su inestimable contribución en la elaboración del mismo, sus enseñanzas, y su apoyo demostrado durante estos años.

Al Dr. Herbert Cosio Dueñas mi asesor metodológico de tesis por su amistad, por sus enseñanzas y buenos consejos  tanto en este proyecto como en el trabajo diario.

Al Dr. Cesar Herrera Menéndez mi asesor científico de tesis por su amistad y todas sus enseñanzas.

A todos mis compañeros, profesores y alumnos del Doctorado en Estomatología Universidad Alas Peruanas

Y a todas las personas que en una u otra forma me apoyaron en la realización de este trabajo.

**RECONOCIMIENTO**

A la Universidad Alas Peruanas, por brindarme la oportunidad de desarrollar capacidades, competencias y optar el Grado académico de Doctor en Estomatología.

# RESUMEN

El presente trabajo de investigación reúne información sobre los factores que influyen en el fracaso de implantes dentales desde la perspectiva de residentes y docentes de la segunda especialidad de Periodoncia e Implantes de la Universidad Andina del Cusco.

Para realizar esta tesis, se contó con la totalidad de los Docentes Expertos, Residentes de segundo y de primer año de la segunda especialidad de Periodoncia e Implantes de la Universidad Andina del Cusco, a quienes se les realizó una encuesta por medio de un cuestionario validado para los Residentes y una guía de entrevista a Expertos, quienes según sus expectativas indicaron cuáles son las causas más frecuentes en el fracaso de los implantes dentales.

Los resultados mostrados en este estudio fueron que existen múltiples factores de riesgo para el fracaso de los implantes dentales como los factores del huésped, técnicas quirúrgicas, implantes dentales y prótesis dental. Y se concluye que las principales causas de fracaso de implantes dentales son la periimplantitis, el grosor de hueso, la calidad de hueso tipo D4, insuficiente irrigación, falta de filo en las fresas, que provocan el sobrecalentamiento óseo durante la elaboración del lecho quirúrgico, el trauma de oclusión y la falta de ajuste pasivo de las estructuras sobre el implante.

Palabras claves: Factores de riesgo, implantes dentales, remodelación ósea, osteointegración, fallas, pérdida de hueso marginal, supervivencia, éxito.

## ABSTRACT

The present investigation paper gathers the information about factors that influence in the failure of dental implants of the point of view of Resident Students and Professors of the second specialty of Periodontics and Implants of the Andina del Cusco University.

For making this thesis, we count with the totality of Expert Professors and freshman and sophomore Resident Students of the second specialty of Periodontics and Implants of the Andina del Cusco University, they take a poll – A validated questionary for Resident Student s and an interview for the Expert Professors – and they show that the most frequent causes of failure are dental implants.

The results shown in this study are that there are multiple risk factors for the failure of dental implants such as host factors, surgical techniques, dental implants, and dent al prostheses. To conclude, this paper shows the principal causes of failure in dental implants are peri-implantitis, bone thickness, the quality of bone (type D4), insufficient irrigation, unsharp edge of drills provoke the bone overheating during the surgical bed elaboration, the occlusion trauma, and the lack of passive fit of structures upon the implant.

Key words: risk factors, dental implants, bone remodeling, osseointegration, failures, marginal bone loss, survival, success.

# INTRODUCCIÓN

Como candidato a Doctor en Estomatología me siento llamado a informar que el tratamiento con implantes dentales en la ciudad del Cusco se ha desarrollado rápidamente, pero cabe resaltar que se está incrementando el fracaso de estos; por lo tanto se debe tomar mucha importancia al conocimiento de los posibles factores de riesgo implicados y de las limitaciones de las técnicas quirúrgicas necesarias para la colocación satisfactoria de los implantes, así como las características del paciente, que pueden enmarcarse dentro de la propia destreza quirúrgica del cirujano. También se ha sugerido desde una perspectiva clínica o microbiológica que los fracasos de los implantes parecen deberse, principalmente a causas atribuidas al paciente más que a los implantes.

La posible predicción temprana de la supervivencia y fracaso de los implantes es un desafío. Por ello la mejor comprensión de los factores relacionados con el resultado del tratamiento con implantes proporciona datos para planificar futuros estudios, facilitar la toma de decisiones clínicas y aumentar el éxito de los implantes.

Según la perspectiva de residentes y docentes especializados en implantes dentales que fueron entrevistados, el presente trabajo de tesis contendrá información importante sobre los factores que intervienen en el fracaso de implantes.

El investigador

# CAPÍTULO I
## PLANTEAMIENTO METODOLÓGICO

## 1.1. DESCRIPCIÓN DE LA REALIDAD PROBLEMÁTICA

La falta de dientes es ocasionada por traumatismos, enfermedades dentales o por trastornos congénitos. La pérdida de dientes se podría categorizar como un grado de invalides donde afecta la estética, la función como la masticación y la fonación; también va haber un fuerte grado de afección psicológica expresado en un estado de ansiedad o depresión, pérdida de la autoconfianza y el deterioro biológico.

La implantología ha evolucionado en todos sus aspectos, desde el punto quirúrgico y protésico desde que se dio a conocer con el protocolo clásico de Bränemark, que indicaba la inserción de los implantes en dos fases quirúrgicas, evolucionando hasta la cirugía sin colgajo, la colocación de implantes inmediatos postextracción, la carga inmediata, la elevación del seno maxilar, la realización de injertos y utilización de implantes zigomáticos.

En la ciudad del Cusco se realizan los tratamientos con implantes dentales desde muchos años atrás y con la apertura de la especialidad de Periodoncia e Implantes en la Universidad Andina del Cusco se mejoró la calidad de vida de muchos pacientes parcial o totalmente desdentados, permitiéndoles mejorar la calidad de vida del paciente.

Pero así como se han incrementado los tratamientos con implantes, se ha observado que a lo largo de los años en la ciudad de Cusco algunos de ellos han fracasado tanto en la fase quirúrgica como en la fase de la protésica, y esto no concuerda con todos los estudios internacionales que dicen que el porcentaje de éxito de los implantes es de 98%, por eso es importante tener el conocimiento de las causas de fracaso de los implantes y cuáles son los factores que intervienen en el mismo.

Existe evidencia científica mundial sobre las causas de fracaso de implantes dentales. En Cusco no hay un estudio que demuestre si dichas causas y/o factores que intervienen en el fracaso son las mismas y ocurren con regularidad, por lo que surgió la interrogante siguiente: ¿Cuáles son  los factores que intervienen en el fracaso de los implantes dentales desde la perspectiva de residentes y docentes de la 2da especialidad de Periodoncia e Implantes?

## 1.2. DELIMITACIÓN DE LA INVESTIGACIÓN

### 1.2.1. Delimitación espacial

El presente trabajo de investigación se desarrolló en la ciudad del Cusco en el Área de Posgrado de la 2da especialidad de Periodoncia e Implantes de la Escuela Profesional de Estomatología de la Universidad Andina del Cusco en residentes y docentes de la 2da.especialidad Periodoncia e Implantes de la UAC.

### 1.2.2. Delimitación social

El grupo objeto de estudio son los residentes y docentes expertos de la especialidad de Periodoncia e Implantes de la Escuela Profesional de Estomatología de la Universidad Andina del Cusco, que son de un nivel sociocultural entre A y B, sin hacer diferencias de clase social.

### 1.2.3. Delimitación temporal

El proceso de investigación se inició a finales del año 2015, y se desarrolló el trabajo de campo durante los meses de marzo hasta el mes de noviembre del año 2016.

### 1.2.4. Delimitación conceptual

La especialidad de **Periodoncia e Implantes** es una especialidad de la Odontología que tiene como objetivo formar especialistas para la atención de las enfermedades y condiciones periodontales de mediana y alta complejidad. Asimismo los especialistas serán capaces de recuperar los tejidos blandos y tejidos duros de los rebordes alveolares para el manejo del planeamiento y procedimientos quirúrgicos de los pacientes con necesidad de rehabilitación implanto soportada y el mantenimiento de los mismos[1].

El **implante dental** es una Raíz artificial de titanio colocada en el hueso de los maxilares. Sobre el implante se coloca un diente artificial[2].

Son pequeños dispositivos dentales que se insertan en los maxilares superior e inferior para ayudar a reconstruir una cavidad bucal que tiene pocos o ningún diente que se pueda restaurar[3].

El **implante dental**, es un producto sanitario diseñado para sustituir la raíz que falta y mantener el diente artificial en su sitio. Habitualmente tiene forma roscada y está fabricado con materiales biocompatibles que no producen reacción de rechazo y permiten su unión al hueso. La superficie del implante puede presentar diferentes texturas y recubrimientos, utilizadas habitualmente para aumentar su adhesión al hueso (osteointegración si es de titanio y biointegración si se trata de un material cerámico) [4].

El **fracaso de implantes dentales** suele ser el resultado final de una acumulación gradual de complicaciones o sucesos adversos, como la movilidad en el implante, la formación de un absceso y la perdida de la función[5].

## 1.3. PROBLEMAS DE LA INVESTIGACIÓN

### 1.3.1. Problema Principal

¿Cuáles son los factores de riesgo que intervienen en el fracaso de los implantes dentales desde la perspectiva de residentes y docentes de la 2da especialidad de Periodoncia e Implantes de la Universidad Andina del Cusco 2015-2016?

### 1.3.2. Problemas Secundarios

¿Cómo interviene el factor huésped en el fracaso de los implantes dentales desde la perspectiva de residentes y docentes de la 2da especialidad de Periodoncia e Implantes de la Universidad Andina del Cusco – 2015-2016?

¿Cómo interviene el factor Técnica quirúrgica en el fracaso de los implantes dentales desde la perspectiva de residentes y docentes de la 2da especialidad de Periodoncia e Implantes de la Universidad Andina del Cusco – 2015-2016?

¿Cómo interviene el factor Implante en el fracaso de los implantes dentales desde la perspectiva de residentes y docentes de la 2da especialidad de Periodoncia e Implantes de la Universidad Andina del Cusco – 2015-2016?

¿Cómo interviene el factor prótesis en el fracaso de los implantes dentales desde la perspectiva de residentes y docentes de la 2da especialidad de Periodoncia e Implantes de la Universidad Andina del Cusco – 2015-2016?

## 1.4. OBJETIVOS DE LA INVESTIGACIÓN

### 1.4.1. Objetivo General

Identificar los factores de riesgo que intervienen en el fracaso de los implantes dentales desde la perspectiva de residentes y docentes de la 2da especialidad de Periodoncia e Implantes de la Universidad Andina del Cusco 2015-2016

### 1.4.2. Objetivos Específicos

Evidenciar o describir como interviene el factor huésped en el fracaso de los implantes dentales desde la perspectiva de residentes y docentes de la 2da especialidad de Periodoncia e Implantes de la Universidad Andina del Cusco 2015-2016.

Comprobar o detallar como interviene el factor Técnica quirúrgica en el fracaso de los implantes dentales desde la perspectiva de residentes y docentes de la 2da especialidad de Periodoncia e Implantes de la Universidad Andina del Cusco 2015-2016.

Evidenciar o describir como interviene el factor Implante en el fracaso de los implantes dentales desde la perspectiva de residentes y docentes de la 2da especialidad de Periodoncia e Implantes de la Universidad Andina del Cusco 2015-2016.

Comprender o entender como interviene el factor prótesis en el fracaso de los implantes dentales desde la perspectiva de residentes y docentes de la 2da especialidad de Periodoncia e Implantes de la Universidad Andina del Cusco 2015-2016.

## 1.5. HIPÓTESIS Y VARIABLES DE LA INVESTIGACIÓN

### 1.5.1. Hipótesis General

Los factores que intervienen en el fracaso de los implantes dentales desde la perspectiva de residentes y docentes de la 2da especialidad de Periodoncia e Implantes de la Universidad Andina del Cusco 2015-2016 son factor huésped, factor técnica quirúrgica, factor implante y factor prótesis.

### 1.5.2. Hipótesis Secundarias

El factor huésped interviene de manera directa con  el fracaso de los implantes dentales desde la perspectiva de residentes y docentes de la segunda especialidad de Periodoncia e Implantes de la Universidad Andina del Cusco 2015-2016.

El factor técnica quirúrgica interviene de manera directa con  el fracaso de los implantes dentales desde la perspectiva de residentes y docentes de la segunda especialidad de Periodoncia e Implantes de la Universidad Andina del Cusco 2015-2016.

El factor implante interviene de manera directa con  el fracaso de los implantes dentales desde la perspectiva de residentes y docentes de la segunda especialidad de Periodoncia e Implantes de la Universidad Andina del Cusco 2015-2016.

El factor prótesis interviene de manera directa con en el fracaso de los implantes dentales desde la perspectiva de residentes y docentes de la segunda especialidad de Periodoncia e Implantes de la Universidad Andina del Cusco 2015-2016.

### 1.5.3. Variables

Factores de que influyen en el fracaso de implantes dentales

## 1.5.4. Operacionalización de variables e indicadores

| Variables | DEFINICIÓN conceptual | DEFINICION operacional | DIMENSIONES | INDICADORES | SUB-INDICADORES | EXPRESIÓN FINAL |
|---|---|---|---|---|---|---|
| Factores asociados al fracaso de los implantes dentales | Son componentes que intervienen en la pérdida del implante dental | Son elementos condicionantes que contribuyen a la disminución de la oseointegración y futuro fracaso de los implantes dentales | Huésped | • Antecedentes médicos y estomatológicos | ➢ Diabetes<br>➢ Osteoporosis<br>➢ Bifosfonatos<br>➢ Periimplantitis<br>➢ Tabaquismo | 1 2 3 |
| | | | | • Cantidad ósea | ➢ Seibert tipo I<br>➢ Seibert tipo II<br>➢ Seibert tipo III | |
| | | | | • Calidad ósea | ➢ D1 totalmente cortical<br>➢ D2 en su mayoría, poco medular<br>➢ D3 en su mayoría, poco cortical<br>➢ D4 totalmente medular | |
| | | | Técnica quirúrgica | • Bioseguridad | ➢ Contaminación | 1 2 3 |
| | | | | • Sobrecalentamiento óseo | ➢ Poca irrigación<br>➢ Fresas sin filo | |
| | | | | • Estabilidad primaria | ➢ Falta de estabilidad primaria | |
| | | | Implantes dental | • Fabricación | ➢ Falla del fabricante | 1 2 3 |
| | | | Prótesis | • Oclusión | ➢ Trauma de oclusión | 1 2 3 |
| | | | | • Asentamiento de la estructura | ➢ No hay ajuste pasivo | |

Elaboración: por el responsable de la investigación

## 1.6. METODOLOGÍA DE LA INVESTIGACIÓN

### 1.6.1. Tipo y nivel de investigación

a) Tipo de Investigación

Según Mario Bunge la investigación es de tipo aplicativa porque se utilizó conocimientos que ya son parte de un ámbito del saber para solucionar un problema específico[50].

Según Hernández Sampieri por las técnicas de recolección de datos es investigación mixta, por la ocurrencia de los hechos es retro – prospectivo, por la fuente de información es eminentemente primaria[51].

b) Nivel de Investigación

El nivel de investigación es descriptivo explicativo de corte transversal; es descriptivo porque cada una de las variables estudiadas se presentan tal y como están en la realidad, y es transversal porque se recolectan los datos en un solo momento.

### 1.6.2. Método y Diseño de la Investigación

a) Método de la Investigación

La investigación es de tipo: "Inductivo-Deductivo"

a) Diseño de la Investigación

El diseño de la investigación es: "No Experimental", también conocido como observacional, pues no se realizará manipulación alguna de las variables de estudio.

El manejo metodológico propuesto establece la conformación de dos muestras, en las cuales se buscará identificar la perspectiva de cada muestra sobre los factores que influyen en el fracaso de los implantes dentales, lo cual se representa en el siguiente esquema:

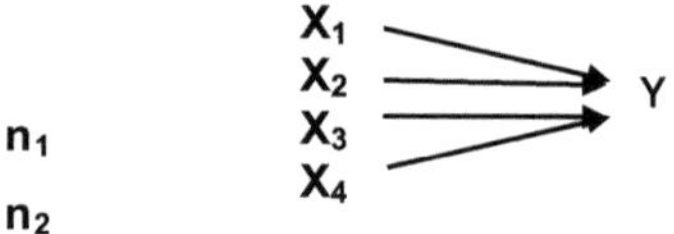



**Leyenda**

$n_1$= muestra de residentes

$n_2$= muestra de expertos

$X_1$ = huésped
$X_2$ = técnica quirúrgica
$X_3$ = implantes dentales
$X_4$ = prótesis
Y  = Fracaso

### 1.6.3. Población y Muestra de la Investigación

a) Población

La población estuvo conformada por los residentes y docentes de la 2da especialidad de Periodoncia e implantes de la Escuela Profesional de Estomatología de la Universidad andina del Cusco.

Tabla 1
*Población de residentes de la Especialidad*

| Residentes | Número | % |
| --- | --- | --- |
| R1 | 11 | 36.6% |
| R2 | 19 | 63.4% |
| TOTAL | 30 | 100 |

Tabla 2
*Población de docentes de la Especialidad*

| TOTAL | 4 | 100 % |
| --- | --- | --- |

b) Muestra: Censal

Por ser una población pequeña, no se determinó un tamaño de la muestra, se hizo el estudio con el total de la población.

### 1.6.4. Técnicas e instrumentos de recolección de datos

a) Técnicas

Revisión documental

La información inicial fue recolectada mediante la recolección de información nacional e internacional de tesis, libros y artículos científicos.

Encuesta

Se encuestó a la totalidad de residentes, previa validación de instrumentos guía.

Entrevista

Se realizó la entrevista a los expertos en este caso los docentes de la 2da especialidad.

b) Instrumentos

Ficha de recojo de información

El primer instrumento fue una ficha de recojo de información donde se calificó toda la información recolectada (ver anexo #2)

Cuestionario validado

El segundo instrumento que se utilizó fue el cuestionario elaborado para investigar los factores que influyen en el fracaso de implantes dentales, esta será de aplicación dirigida y supervisada por el investigador, pero anónima, garantizando aspectos bioéticos y confidencialidad para evitar temores a represalias y similares. Para ello el instrumento ha sido ya sometido a juicio de expertos por:

Dr. Cesar Herrera Menéndez, Cirujano Dentista, Doctor en Ciencias de la Salud.

Dr. Juan Carlos Valencia Martínez, Cirujano Dentista, Doctor en Ciencias de la Salud.

Dr. Herbert Cosió Dueñas, Cirujano Dentista, Doctor en Educación.

Luego se contaron las respuestas y unificaron los datos obtenidos en la encuesta, clasificando según fuera necesario para la realización de las gráficas y su relación con las respuestas. (Ver anexo #3)

Guía de entrevista

El tercer instrumento que se utilizó fue una guía de entrevista con preguntas generales establecida con opción a repreguntas (ver anexo #4)

c)  Fuentes

Las fuentes de información que se emplearon para la realización de la investigación planteada fueron:

Fuentes primarias: se recabaron información directa de las estudiantes y docentes de la segunda especialidad de Periodoncia e Implantes del posgrado de la escuela profesional de Estomatología de la Facultad de Ciencias de la Salud de la Universidad Andina del Cusco para recabar el valor y la percepción respecto al servicio recibido.

Fuentes secundarias: se revisaron libros, tesis y artículos científicos de investigaciones nacionales e internacionales de web y distintas instituciones y autores relacionados con el tema.

## 1.6.5)  Justificación, Importancia y Limitaciones de la Investigación

a)  Justificación

Se justifica ampliamente el estudio porque es necesario conocer cuáles son las factores de riesgo que se relacionan con el fracaso de implantes dentales ya que constituyen uno de los procedimientos restaurativos de primera elección. Conociendo estos factores de riesgo se hará un diagnóstico correcto, planificación, preparación, procedimientos y educación al paciente para el éxito del tratamiento.

Se justifica el estudio en la población cusqueña debido a que existen diferentes clases sociales, diferentes hábitos y costumbres, esto puede influenciar en los factores que contribuyeron al fracaso de los implantes y así tomar las medidas correctivas y preventivas con el fin de considerar para posteriores tratamientos.

Se justifica además el estudio porque no existe estudios científicos en el medio.

b)  Importancia

El estudio propuesto es muy importante pues se determinarán los factores relacionados al fracaso de implantes dentales y así poder  realizar un adecuado protocolo de trabajo desde el diagnostico, plan de tratamiento y mantenimiento para poder enfrentar la problemática de estudio.

Es importante además como forma de medición y control del pronóstico de los tratamientos con implantes dentales, recordando que nada que no se pueda medir no se puede mejorar; y es de suma importancia que se mejore cada vez más el protocolo de trabajo para la colocación y rehabilitación de implantes dentales.

c)  Limitaciones

La principal dificultad o limitación que muchas veces la persona entrevistada puede mostrarse un tanto reacia a revelar su experiencia y opinión real, para ello se le explicará los fines de tal entrevista.

Otra limitación es el permiso que debe brindar el servicio de Dirección de Segundas Especialidades de la Universidad Andina del Cusco, pero se explicara al director que este estudio beneficiará a la profesión odontológica.

# CAPÍTULO II
## MARCO FILOSÓFICO

## 2.1.  Fundamentación Ontológica

Nuestro trabajo de investigación habla sobre la salud-enfermedad que se produce en un individuo llamado "ser". La definición de fracaso es la falta de éxito, entonces podemos decir que el concepto de enfermedad es la falta de salud en el ser, de no sentirse sano, de no estar sano y no saberse sano. Uno de los modos posibles de ser y existir es la salud (ser-sano) y la enfermedad (ser enfermo); de manera que la existencia como esencia del ser humano es el primer elemento para comprender el sentido originario de la salud[6].

Entonces para conocer la enfermedad primero debemos de saber que es salud, no hay una respuesta clara para comprender y describir lo que la salud es en su propiedad. Esto significa que la salud se define como lo que muestra nuestros sentidos lo que es aparente en sí mismo y se ofrece a la mirada como sano. La simple presencia de lo que está en el mundo se revela como un modo de ser que deriva de la utilidad de las cosas y establece un vínculo entre la noción de significado con el uso instrumental de lo que existe en el mundo[7].

Arturo Rillo en un artículo dice que la salud se interpreta como un objeto de estudio que debe ser explorado a través del método científico en la búsqueda de posibles usos para los fines del hombre; donde el conocimiento verdadero al que aspira la ciencia moderna y la apropiación del objeto que declara la epistemología de las ciencias naturales, implican un conjunto de responsabilidades. La cientifización y medicalización de la salud la han despojado de los referentes que la vinculan con la humanidad, haciendo de ella una cosa útil al alcance de la mano para ser empleada como instrumento que posibilite dominar la vida y esté al servicio de los propósitos del hombre, justificando con ello, las concepciones de salud y la tendencia de comprenderla según la opinión común o la tradición médica[6].

Existiendo un ser enfermo, debe haber un ser que pueda ayudar a este individuo que desarrolle un procedimiento para poder llevarlo a una condición sistémica de ser-sano, estar-sano y saberse-sano; este procedimiento se conoce como práctica médica. Juan García cita a Pedro Laín donde este distingue la práctica médica como el arte de ayudar a la curación de un hombre enfermo, y la patología, definida como el saber científico acerca de la enfermedad. "La medicina o la práctica médica se halla orientada por la realidad misma del ser sobre el que recae; es decir, por la condición personal de la enfermedad y del enfermo"[8].

Según Laín Entralgo[9] "La estructura y el contenido del saber patológico se hallan determinados por dos instancias rectoras: la realidad (el enfermo) sobre el cual versa el saber y el punto de vista desde el cual esa realidad es conocida (la situación intelectual del patólogo)"

Nosotros como profesionales de las ciencias de la salud tenemos y cumplimos con deberes y obligaciones morales; es lo que se conoce como "teoría del deber" o "Deontología". En el código de ética y deontológica del odontólogo dice que el ejercicio profesional se fundamenta en principios básicos que son inherentes a la persona humana respetando la vida, la salud, la libertad, la justicia, la igualdad, el  bienestar, la integridad moral, física y psíquica, la no discriminación.  Y los valores que norman u orientan el ejercicio profesional del cirujano-dentista son el honor, la lealtad, la honestidad, la responsabilidad, la solidaridad, la puntualidad, la verdad, la educación[10].

Desde el punto de vista de la bioética podemos ver dos principios, el primero el principio de no-maleficencia (primum non nocere = lo primero no dañar) que hace referencia a la obligación de no infringir daño intencionadamente. Y el segundo es el de Beneficencia que consiste en prevenir el daño, eliminar el daño o hacer el bien a otros[11]. Esto nos da a entender que nuestra profesión trabaja sin querer hacer el mal, respetando los principios y valores que rige nuestra profesión. Por lo tanto esta investigación quiere conocer y analizar los factores que influyen en el fracaso de los implantes dentales y dar a conocer por qué o descubrir la verdad del fracaso de los implantes dentales.

CAPÍTULO III

MARCO TEÓRICO

## 3.1. Antecedentes de la Investigación

Realizada la fase de revisión documental se identificaron algunos trabajos que se consideraron antecedentes directos a indirectos al trabajo propuesto, cuyos resúmenes se presentan a continuación:

**Antecedentes internacionales**

**Título:** *Factores relacionados con la pérdida ósea periimplantaria.*

**Autor:** Rocío Vázquez Álvarez

**Tipo de estudio:** Tesis presentada para optar el grado de Doctor en Odontología.

**Ubicación:** Departamento de Estomatología Facultad de Medicina y odontología Universidad De Santiago De Compostela. Santiago de Compostela, España 2014. Página web: https://dspace.usc.es/bitstream/10347/11519/1/rep_703.pdf

**Resumen:** [12]

El objetivo de este estudio fue comparar la pérdida ósea radiográfica periimplantar con la periodontitis crónica y con la pérdida ósea radiográfica periodontal así como con otras variables como diseño de la prótesis, el tipo de prótesis, la higiene  o el hábito tabáquico. Los resultados del presente estudio encontró que la patología concomitante asociada a una mayor pérdida ósea periimplantaria es la patología osteoarticular (osteoporosis y artritis reumatoide), seguida de diabetes mellitus y, en menor medida, patología cardiovascular, además se observó una relación estadísticamente significativa entre la periodontitis crónica y la pérdida ósea periimplantaria.

La metodología de este estudio consistió en la revisión de historias clínicas de pacientes que se le colocaron implantes con una anterioridad de 5 años, luego se le informa al paciente sobre el estudio y se le hace firmar el consentimiento informado.  Se cita al paciente para hacerle una exploración física, valorar la higiene, medir la mucosa queratinizada, valorar el estado actual y una radiografía panorámica actual y son comparadas con los datos recogidos en su historia clínica al inicio del tratamiento. En total se observan 148 pacientes con un total de 585 implantes.

| | |
|---|---|
| **Título:** | *Asociación entre lesión periapical y fracaso de implantes. Estudio descriptivo.* |
| **Autor:** | Fanny López Martínez |
| **Tipo de estudio:** | Tesis presentada para optar el grado de Doctor en Odontología. |
| **Ubicación:** | Facultad de Medicina, Universidad De Murcia, España 2013.                                Página web: https://digitum.um.es/xmlui/handle/10201/37408 |

**Resumen:** [13]

El objetivo de este estudio fue analizar la prevalencia de periimplantitis y su influencia en el fracaso de implantes, en pacientes tratados con implantes dentales en función y se realizó un estudio descriptivo observacional con el objeto de describir el posible efecto de las lesiones de origen pulpar y/o periapical en el porcentaje de éxito y/o fracaso de los implantes. Se tuvo una muestra de 800 implantes divididos entre mujeres y hombres. Los resultados mostraron que la periimplantitis relacionada con la presencia de lesiones pulpares previas es de 25.4% de los cuales 8.75% corresponde a pacientes del sexo femenino, en tanto que el 11.25% son de sexo masculino, mientras que el 74.6% de las lesiones pulpares fueron presentadas en piezas adyacentes a la localización del implante dental siendo 10% pacientes masculinos y 70% del sexo femenino.

| | |
|---|---|
| **Título:** | *Factores de riesgo para el fracaso de implantes dentales osteointegrados en la fase quirúrgica.* |
| **Autor:** | Oviedo Pérez Pérez |
| **Tipo de estudio:** | Tesis presentada en opción al grado científico de Doctor en Ciencias Estomatológicas. |
| **Ubicación:** | Facultad de Estomatología de Santiago de La Habana. Universidad de Ciencias Médicas de la Habana Facultad De Estomatología, La Habana - Cuba 2012. Página web: http://tesis.repo.sld.cu/523/ |

**Resumen:** [14]

El objetivo de este estudio fue identificar el efecto de algunas variables como factores de riesgo para el fracaso de los implantes dentales en la fase quirúrgica y un estudio descriptivo y de supervivencia. Se encontró asociación significativa de los resultados del tratamiento y de la supervivencia con la edad, hábito de fumar, causa de perdida dentaria, localización, sector, volumen, densidad ósea, longitud de los implantes, técnicas asociadas, complicaciones intraoperatorio y postoperatorias. El análisis de riesgo univariado y la regresión logística permitió identificar que el hábito de fumar, la disminución de la morfología ósea, las técnicas avanzadas y las complicaciones intraoperatorias y postoperatorias constituyen factores de riesgo para el fracaso de los implantes en la fase quirúrgica.

La metodología de este estudio consistió en avaluar pacientes que fueron atendidos en la Clínica Estomatológica Provincial Docente de Santiago de Cuba y en la Facultad de Estomatología de La Habana en el periodo de 2000–2009. Este estudio se dividió en dos etapas, la primera fue trabajar con la totalidad de paciente con implantes que fue de 802 pacientes, luego en la segunda etapa se hizo el análisis estadístico solo en los pacientes que tuvieron fracaso del tratamiento con implantes que fue 97 pacientes. A todos los pacientes al finalizar la etapa quirúrgica se les examino clínicamente y radiológicamente paras  demostrar la supervivencia de los implantes y se realiza una selección aleatoria de controles a razón de cuatro por cada caso.

En conclusión en este estudio determinaron que existe una fuerte asociación del fracaso del tratamiento con implantes en la  etapa quirúrgica con la edad, el hábito de fumar, la causa de  desdentamiento, la localización, el sector, la morfología, densidad ósea, la técnica quirúrgica, la longitud, diámetro de los implantes, las técnicas asociadas y las complicaciones pre y postoperatorias.

Se obtuvo un modelo para estimar la probabilidad de fracaso de los implantes osteointegrados en su etapa.

**Título:**              *Distintos niveles de coeficiente de estabilidad del implante en distintos  periodos de la osteointegración.*

**Autor:**               María Noelia Cervantes Haro

**Tipo de estudio:** Tesis presentada para optar el grado de Doctor en Odontología.

**Ubicación:**          Departamento De Especialidades Médicas, Facultad De Medicina, Universidad De Alcalá De Henares. Madrid, España 2012. Página Web: http://dspace.uah.es/dspace/handle/10017/17120

**Resumen:** [15]

El objetivo de este estudio  fue conocer los valores de niveles de estabilidad de los implantes dentales en diferentes tiempos de cicatrización ósea, para lo cual se colocaron y rehabilitan total de 86 implantes dentales. Los valores de estabilidad se miden mediante el análisis de frecuencia con un aparato llamado Osstell Mentor®, este nos da un coeficiente de estabilidad.

El número de medición son tres, en el momento de la colocación del implante, durante la segunda fase quirúrgica y pasados tres meses de colocada la prótesis definitiva.

En conclusión se determinó que el diámetro del implante es un parámetro determinante cuando hablamos de implantes estrechos,  la longitud no es determinante en la estabilidad de los implantes, se obtiene mayor coeficiente de estabilidad en los implantes colocados en maxilar inferior que en mandíbula y con respecto a la densidad ósea, el mayor coeficiente de estabilidad se obtiene en calidad ósea 1, siendo estadísticamente significativa con respecto a las calidades ósea tipo 3 y 4

| | |
|---|---|
| **Título:** | *Análisis de los factores de riesgo para la osteointegración en implantes dentales. Estudio retrospectivo.* |
| **Autor:** | Javier Vasallo Torres |
| **Tipo de estudio:** | Tesis presentada para optar el grado de Doctor en Estomatología. |
| **Ubicación:** | Departamento De Estomatología, Facultad De Ciencias De La Salud, Universidad Rey Juan Carlos De Madrid, Alcorcón (Madrid), España 2011. Página web: https://eciencia.urjc.es/handle/10115/11402 |

**Resumen:** [16]

El objetivo de este estudio fue determinar los factores de riesgo que influyen en la osteointegración de los implantes dentales  para poder así analizar su de relación en la pérdida temprana de los implantes dentales para lo cual se hizo un recolección de datos de pacientes sometidos a cirugía de implantes durante los años 2004 al año 2010, en clínica privada sita en Getafe, Madrid. Los implantes que fueron colocados en el periodo de análisis del estudio fueron de 3,235 en 992 pacientes, a todos los pacientes se les hizo firmar dos consentimiento informados uno sobre el tipo de cirugía a realizar y otro para la utilización de sus datos clínicos para el estudio de investigación.

El resultado se expresó en tres análisis, un análisis descriptivo según la edad, otro según el género y el ultimo un análisis uní y multivariable de los factores asociado a la perdida de implante. No se llegó a encontrar diferencias significativas respecto al género, pero si hubo diferencias significativas respecto a la edad siendo el grupo entre los 55 y los 64 años los que presentan una mayor pérdida de implantes osteointegrados y se encontraron diferencias significativas respecto al hábito de fumar y la calidad ósea.

| | |
|---|---|
| **Título:** | *Factores que influyen en la estabilidad de los implantes dentales medida con el análisis de frecuencia de resonancia.* |
| **Autor:** | María Pilar Quesada García |
| **Tipo de estudio:** | Tesis presentada para optar el grado de Doctor en Odontología. |
| **Ubicación:** | Departamento de Estomatología, Universidad de Granada. España 2010. Página web: http://hera.ugr.es/tesisugr/18835673.pdf |

**Resumen:** [17]

El objetivo de este estudio fue determinar los factores que influyen en la estabilidad de los implantes  dentales, medida con el análisis de frecuencia de resonancia, a las 12 semanas de la cicatrización. Para lo cual se hizo una evaluación a los pacientes que acudieron al Máster de Cirugía Bucal e Implantología de la Facultad de Odontología, de la Universidad de Granada, durante los años 2006-2008 para recibir tratamiento implantológico. Inicialmente, la muestra estaba formada por 101 pacientes con 247 implantes; de los cuales 93 pacientes completaron el estudio, con un total de 235 implantes revisados. A dichos pacientes se les realizó una historia clínica y un examen radiológico preliminar, a la 12 semanas de colocación del implante se hizo un análisis de medición la estabilidad con el sistema Osstell Mentor®, 93 pacientes fueron revisados a las 12 semanas de cicatrización. El porcentaje de pérdidas de pacientes ha sido del 8,0% durante el seguimiento, ya que fueron pacientes que no acudieron a las citas de revisión y pacientes que perdieron implantes.

La conclusión del presente estudio fue que las variables del paciente tales como factores sociodemográficos, patología general, consumo de tabaco y/o alcohol, higiene, enfermedad periodontal y hábitos parafuncionales como el bruxismo, no influyeron en la estabilidad de los implantes, medida con el análisis de frecuencia de resonancia, a las 12 semanas de cicatrización.

**Título:** *Análisis de intercurrencias y complicaciones que interfieren en la instalación y pérdida primaria de implantes dentales osteointegrados - un estudio retrospectivo.* (Traducido del portugués).

**Autor:** Alessandro Costa Da Silva

**Tipo de estudio:** Tesis presentada para optar el grado de Doctor en Ciencias Odontológicas.

**Ubicación:** Facultad de Odontología, Universidad de São Paulo, São Paulo, Brasil 2008. Página web: http://www.teses.usp.br/teses/disponiveis/23/2314 9/tde-28042009-122238/pt-br.php

**Resumen:** [18]

El objetivo de este estudio fue llevar a cabo una evaluación retrospectiva de la tasa de intercurrencias y complicaciones relacionadas con los pacientes sometidos a implantes dentales osteointegrados. Se hizo una evaluación retrospectiva de 660 pacientes sometidos a implantes dentales osteointegrados en el período de 8 años. Los resultados mostraron que no había una mayor tasa de intercurrencias y complicaciones cuando los pacientes fueron atendidos por los residentes y cuando la radiografía panorámica fue el único examen de imagen preoperatoria solicitada. Los resultados también mostraron una mayor tasa de intercurrencias y complicaciones en pacientes que fueron sometidos a procedimientos quirúrgicos con reconstrucción de hueso alveolar. La presencia de infección postoperatoria tuvo una significativa influencia en el aumento de la pérdida primaria de los implantes.

**Antecedentes nacionales**

No se detectaron antecedentes directos nacionales al trabajo de investigación.

## 3.2. Bases teóricas

### 3.2.1. Oseointegración

Importante mencionar al Doctor Ortopedista Per Ingvar Bränemark, que en su estudio de tesis sobre la microcirculación sanguínea en los años 65 descubrió de casualidad la Oseointegración y junto con investigadores en la Universidad de Göteborg (Suecia) termino sus estudios sobre la Oseointegración de manera casual. Estudiaba la microcirculación en tibias de conejos, en la medula ósea inserto una cámara de observación insertada de manera quirúrgica, al final de la investigación noto que las cámaras se convirtieron en parte integrada de su estructura ósea, no pudiendo ser retiradas y ser utilizadas.

Bränemark desarrollo un concepto histológico, evaluado por microscopia de luz de barrido: "Fenómeno en el cual existe una conexión directa estructural y funcional entre hueso vivo y superficie de un implante, sometido a carga funcional" [19].

Es importe recordar que para que exista una oseointegración adecuada estos deben ser sometidos a carga.

Otro concepto acuñado al proceso de Oseointegración es dado por Schroeder en 1970 aplica el término de "Anquilosis Funcional" para hacer referencia al proceso de Oseointegración y lo compara como si fuese una fractura directa donde se darán todos los eventos relacionados a la regeneración ósea [20].

Más tarde Zarb y Albrektsson en 1991 describen a la oseointegración desde un punto de vista más clínico por el cual señalan que este es un "proceso en el cual existe una fijación rígida y asintomática de materiales aloplásticos con el hueso, la cual es lograda y mantenida durante la carga funcional"[21].

Desde la aceptación del proceso de oseointegración como una realidad y su divulgación a la comunidad científica odontológica en la conferencia realizada en Toronto  Canadá en 1982, este aporte trajo consigo una revolución no solo en el campo odontológico sino que amplio su campo de acción a la medicina reconstructiva permitiendo a elaboración de prótesis somáticas retenidas por implantes permitiendo mejorarla calidad de vida de los pacientes.

La oseointegración pertenece al tipo de osificación intramembranosa, donde el hueso se desarrolla directamente dentro de una membrana de tejido conectivo blando. Se puede comparar con la cicatrización de una fractura directa en la que los extremos de los fragmentos óseos se unen por hueso sin tejido fibroso intermedio ni fibrocartílago.

Sin embargo, existe una diferencia fundamental la oseointegración une el hueso con un implante de titanio.

Las características de superficie de los implantes van a influir en la capacidad de adhesión y agregación plaquetaria, en la migración, proliferación y diferenciación de las células osteoprogenitoras, en la cantidad y calidad de la formación ósea y en la distribución de las cargas biomecánicas al hueso, originando un proceso de modelado y remodelado determinado.

Para colocar un implante debemos preparar un lecho quirúrgico o implantarío hecho por el cual vamos a desencadenar un trauma en el tejido óseo, lo cual desencadenamos una serie de eventos tanto celulares y moleculares que estarán involucrados en el proceso de regeneración ósea y que son iniciadores como respuesta al trauma quirúrgico e incluyen: inflamación, reparación y remodelación

Abrahamsson y colaboradores hizo un trabajo donde evalúan la tasa y el grado de oseointegración a nivel histológico e histomorfométrico en implantes con diferentes tratamiento de superficie y describen los fenómenos biológicos observando durante las fases tempranas de la oseointegración. Ellos evalúan a los implantes en diferentes periodos de tiempo hasta las 12 semanas[22]. Determinado que el paso crucial para que exista un oseointegración es la estabilidad primaria que debe tener el implante al momento de ser colocado en su lecho.

La estabilidad primaria son los fenómenos biológicos que ocurren entre la 2da y 3ra semana de haber sido colocado el implante, y que tienen que ver con el torque de inserción y su estabilidad primaria[22]. Se ha determinado que la estabilidad del implante afecta el proceso de oseointegración, el patrón de carga de un implante y finalmente el éxito de este.

La estabilidad de un implante puede ser clasificado de dos maneras: En principio la estabilidad primaria que es aquella que es medida inmediatamente después de colocar un implante, que es básicamente un fenómeno mecánico producido por el tratamiento del implante en el hueso nativo; segundo término Estabilidad Secundaria que se da post cicatrización durante el proceso de regeneración a nivel de la interfase    hueso implante y es proporcionada por el hueso nuevo el cual se ira posicionando sobre la superficie del implante durante los procesos de oseointegración[22].

Según Raghavendra y colaboradores en el 2005 nos hablan que en la 3ra semana la estabilidad primaria cae en menos del 50%, mientras que la estabilidad secundaria proporcionada por el hueso nuevo se incrementa siendo iguales o encontrándose la curva de ascenso de la estabilidad secundaria y descenso de la estabilidad primaria, más o menos en la 3ra semana post colocación del implante[23].

### 3.2.2.  Antecedentes médicos

La cirugía implantológica es un tratamiento con elevadas expectativas de éxito, también podemos decir que un implante dental es tan estable e íntegro como un diente natural. Sin embargo la evaluación general del paciente constituye un requisito imprescindible previo a la inserción de los implantes, el tratamiento con implantes en los pacientes con trastornos sistémicos leves suele ser muy sencillo y exitoso, puede que no ocurra lo mismo en pacientes con trastornos sistémicos.

En pacientes con trastornos sistémicos no podemos dejar de lado una evaluación cuidadosa para informarles las posibles complicaciones, realizar interconsultas médicas basada en los aspectos científicos actuales y en la experiencia del profesional para dar a conocer las ventajas y desventajas del tratamiento en cada paciente de forma individualizada.[24]

Los tratamientos con implantes se deben hacer desde un punto integral haciendo una historia clínica especializada, exámenes auxiliares y un diagnóstico integral y un plan de tratamiento con una planificación clínica previa. En la evaluación del paciente son importantes los antecedentes médicos que nos pueden dar a conocer algunas contraindicaciones temporales o definitivas. Por lo tanto el paciente que se realizará un tratamiento con implantes no debe presentar ninguna condición sistémica que altere su capacidad de cicatrización tisular[25].

Pacientes con infarto de miocardio reciente tienen un factor de riesgo elevado, estos suelen alcanzar una situación estable entre los 6 a 12 meses después de su asistencia primaria. No obstante se debe evitar cualquier estrés quirúrgico que podría desencadenar una vasoconstricción descontrolada con posible taquiarritmias [26].

La nefropatía grave es una enfermedad que lesiona los nefronas y esto puede provocar una destrucción ósea por la pérdida urinaria de calcio y por la interrupción de la síntesis del metabolismo activo de la vitamina D esto puede inducir rápidamente a una osteopenia metabólica y una retención de endotoxinas plasmáticas, con un riesgo infeccioso muy importante.[24-26]

El Alcoholismo crónico o grave es un trastorno importante que produce con frecuencia alteraciones hepáticas, cirrosis y aplasia medular, con una cascada de posibles complicaciones, como trastornos plaquetarios infarto por agotamiento, aneurismas y riesgos de hemorragia. Se observa también retraso en la cicatrización, trastornos psicológicos, higiene inadecuada y un riesgo importante de infección.[24-26]

La radioterapia puede generar xerostomía, mucositis y atrofia de la mucosa oral necrosis ósea y un riesgo importante de infección. La Radioterapia en curso se observa alteraciones en los mecanismos de defensa y una inhibición de la osteoinducción.[27]

La osteorradionecrosis es la mayor de las complicaciones del tratamiento con radiación; se define como una zona de exposición ósea que no sana en un periodo de 3 a 6 meses, en ausencia de una neoplasia.[28]

Los Bifosfonatos son fijadores de calcio, su función es que el hueso sea más cortical y con menos irrigación, al colocar el implante se produce una osteonecrosis.

Inhiben la función osteoclástica y causan la interrupción de la reabsorción y el remodelado óseo. Los osteoclastos reabsorben la matriz mineral del hueso y segregan proteínas morfogenéticas y factores de crecimiento, que posteriormente inducen a las células madre a diferenciarse en osteoblastos y formar nuevo hueso. Este ciclo es crítico para mantener la homeostasis ósea[29].

La diabetes mellitus es un trastorno endocrino-metabólico que puede interferir la cicatrización y afectar la oseointegración de los implantes dentales. Antiguamente se les negó el tratamiento con implantes a los pacientes diabéticos por su elevada susceptibilidad a la infección, demora en la cicatrización de las heridas debido a las complicaciones microvasculares propias de la enfermedad[30].

A temprana edad no se recomienda colocar implantes dentales lo recomendado es colocar después de la pubertad; si se colocaría implantes dentales antes de la pubertad habrá un retraso en el crecimiento vertical del proceso Dentoalveolar, se recomienda un análisis con una radiografía carpal para ver la fusión del cartílago de los huesos del carpo y de las falanges proximales y medias de los dedos de la mano.

En pacientes con avanzada edad tienen un menor aporte sanguíneo y reducción de la celularidad que podría alterar la aposición ósea, pero se ha reportado que esto no afecta la oseointegración[31].

Está bien documentado que el uso de tabaco fumado o masticado tiene un gran efecto nocivo y se estable una relación directa con la pérdida ósea complicando la enfermedad periodontal.

El tabaco reduce la actividad de los leucocitos polimorfonucleares, por lo tanto disminuye la resistencia a la inflamación, infección, la capacidad de reparar y sanar de los tejidos, y hay una mayor pérdida en el nivel de hueso marginal e inflamación de la mucosa periimplantaria[32]. Por todo esto hay menor éxito de los implantes dentales en pacientes fumadores. El fracaso ocurre con más frecuencia en el maxilar que en la mandíbula.

En la osteoporosis podemos encontrar un mayor riesgo de complicaciones, como la reabsorción ósea, la no integración o un retraso en el tiempo de oseointegración, especialmente en el maxilar superior. Aumenta la probabilidad de complicaciones cuando hay un consumo del tabaco, así como el uso de corticosteroides y un abuso en el consumo de alcohol y cafeína[33].

### 3.2.3. Complicaciones y Fracasos

En la actualidad tenemos un criterio de éxito del 95 a 98% en los tratamientos bien planificados, pero cuando hablamos de complicaciones y fracaso se pueden deber como resultado de una inadecuada planificación, de un fresado excesivo, mala orientación del implante, contaminación del implante, hemorragias, alteraciones neurosensoriales por lesión a los nervios, daño a los dientes adyacentes al implante y fractura mandibular[34].

Al momento de hacer la osteotomía debemos utilizar bastante irrigación y fresas con buen corte, y controlar la velocidad de fresado para evitar el incremento de la temperatura, la literatura reporta que la temperatura critica es de 47°C. Si se excede de esta temperatura produce necrosis, fibrosis, osteolísis, degeneración e incrementa la actividad osteoclástica[35].

El factor más imprescindible para que se obtenga la oseointegración es la estabilidad primaria que depende del hueso, el implante y la técnica quirúrgica. La ausencia de esta implica el fracaso del implante. No se va a conseguir una estabilidad primaria cuando se hace un fresado excesivo, en un hueso de mala calidad y el uso de implantes de diámetro o longitud inadecuados[36].

Otra complicación es la periimplantitis que es el proceso inflamatorio alrededor de los implantes que involucra pérdida ósea, contrario a la mucositis que es el proceso inflamatorio reversible alrededor de los implantes[37].

Otras complicaciones que se pueden presentar son en el procedimiento de la confección de la prótesis. La rehabilitación protésica se debe seguir con todos los criterios recomendados y cada paso es crucial para llegar al éxito. La prótesis colocada si no tiene un buen ajuste con el implante va crear micromovimiento que se va expresar en tensiones en los implantes y hueso subyacente, produciendo reabsorción ósea y futuro fracaso. Por lo tanto el ajuste de la prótesis debe de ser totalmente pasivo[38].

La oclusión es otro factor crucial para el éxito de los implantes, si no hacemos una oclusión balanceada y tenemos interferencia en la prótesis sobre implante, esto nos va llevar a una sobre carga en implante pudiendo aflojar la corona, fracturar el tornillo protésico o llegar a la fractura del implante[38].

Los fracasos que se reportan en la literatura en mayor porcentaje no son debidos al rechazo del organismo por el titanio, sino debido a infecciones y/o complicaciones que no son tratadas o no controladas.

### 3.2.4. Criterios de éxito

Schnittman y Schulman[39], Cranin y colaboradores[40], Mckinney y colaboradores[41], Albrektsson y colaboradores[42] y Smith y Zarb[43] han propuesto criterios de éxito para los implantes que son: el implante esta inmóvil cuando se evalúa clínicamente, no existe evidencia de radiolucidez alrededor del implante, promedio de pérdida ósea vertical es menor de 0,2 mm por año después del primer año de colocada la prótesis, no existir dolor, incomodidad o infección atribuible al implante, el confort, la función, la estética, la fonética y la deglución deben ser aceptables.

- Fracaso[44]: (De *fracasar*).

  Malogro, resultado adverso de una empresa o negocio.

  Suceso lastimoso, inopinado y funesto.

  Caída o ruina de algo con estrépito y rompimiento.

  *Med.* Disfunción brusca de un órgano.

- Implantes dentales[45]: Pequeños dispositivos dentales que se insertan en los maxilares superior e inferior para ayudar a reconstruir una cavidad bucal que tiene pocos o ningún diente que se pueda restaurar.

- Mucositis periimplantaria[46]: La mucositis periimplantaria se define como una forma reversible de afección inflamatoria de los tejidos blandos que rodean a un implante en función.

- Oseointegración[47]: "Conexión directa estructural y funcional entre el hueso vivo y la superficie de un implante sometido a carga funcional"

- Osteogénesis[48]: Formación de hueso producto de la activación de las funciones de los osteoblastos y osteoclastos. Del griego osteon, hueso y génesis, generación

- Periimplantitis[49]: "European Workshop in Periodontology. Londres 1994.
  Es un «proceso inflamatorio que afecta a los tejidos que rodean un implante osteointegrado en función, y que produce una pérdida de soporte óseo»

- Osteoconducción[48]: La curación de un injerto óseo por osteoconducción es un proceso lento y prolongado donde el injerto funciona únicamente como andamio o esqueleto.

- Osteoinducción[48]: Es la transformación de las células mesénquimales indiferenciadas perivasculares de la zona receptora en células osteoformadoras en presencia de ciertas sustancias polipeptídicas.

- Factores de riesgo[16]: Es cualquier rasgo, característica o exposición de un individuo que aumente su probabilidad de sufrir una enfermedad o lesión.

- Remodelación ósea[14]: Este proceso se lleva a cabo mediante la destrucción por los osteoclastos de pequeñas unidades microscópicas de tejido, dispersas por el esqueleto, denominadas unidades de remodelación ósea (BRU, bone remodeling units), que son posteriormente sustituidas por tejido nuevo formado por los osteoblastos

- Estabilidad primaria[17]: Es un prerrequisito para la osteointegración de los implantes dentales y se consigue principalmente por impactación, es decir, colocando un implante dental ligeramente sobredimensionado en un lecho quirúrgicamente implantarío algo más pequeño.

- Supervivencia[13]: Es la sobrevida satisfactoria de un implante en condiciones ideales mínimas.

- Éxito[13]: Resultado final y satisfactorio de un tratamiento con implantes, es la acción que dio resultados positivos.

**CAPÍTULO IV**

**PRESENTACIÓN, ANÁLISIS E INTERPRETACIÓN DE RESULTADOS**

4.1.  Análisis de Tablas y Gráficos

4.1.  Expectativa de residentes

Esta parte de la investigación da los resultados sobre la expectativa de los Residentes de la 2da especialidad de Periodoncia e Implantes de la Carrera Profesional de Estomatología de la Facultad de Ciencias de la Salud sobre los factores que influyen en el fracaso de los implantes dentales utilizando como instrumento el cuestionario validado (Anexo N° 3).

El cuestionario que se aplicó a los residentes sobre los factores que influyen en el fracaso de los implantes dentales es  un cuestionario estructurado de preguntas cerradas categorizadas, compuesto por 19 ítems en una escala tipo Likert con 3 posiciones (Anexo N° 3):

a.  nunca

b.  esporádicamente

c.  frecuentemente

En la tabla 3 muestra los porcentajes obtenidos de la encuesta a 30 residentes sobre el sub-indicador de antecedentes médico – estomatológicos.

Tabla 3

*Características del huésped: Antecedentes Médico-Estomatológicos*

| Antecedentes médico-estomatológicos | NUNCA | ESPORADICO | FRECUENTE |
|---|---|---|---|
| **Diabetes** | 16.67% | 60.00% | 23.33% |
| **Osteoporosis** | 26.67% | 23.33% | 50.00% |
| **Bifosfonatos** | 10.00% | 23.33% | 66.67% |
| **Periimplantitis** | 0.00% | 40.00% | 60.00% |
| **Tabaquismo** | 6.67% | 33.33% | 60.00% |

Fuente: Información obtenida durante la realización del trabajo de campo.

*Figura* 1. *Características del huésped: Antecedentes Médico-Estomatológicos*

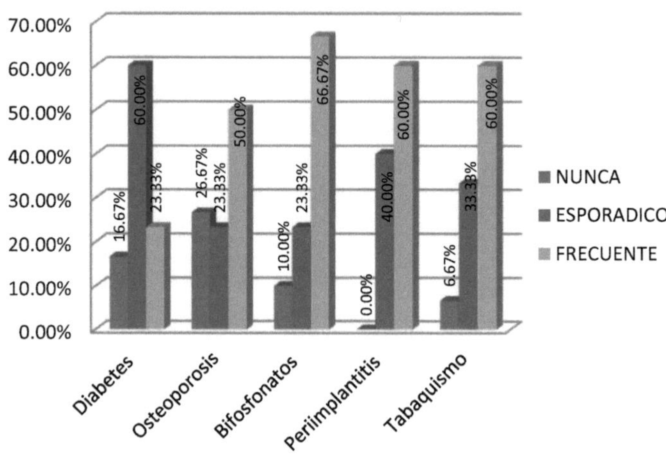

De la presente tabla el 60% de los encuestados según sus expectativas contestaron que a diabetes es un factor de riesgo que interviene esporádicamente, 23.33% dicen que interviene frecuente y el 16.67% dice que nunca interviene en el fracaso de los implantes dentales.

En cuanto a la osteoporosis el 50% de los encuestados dicen que interviene frecuente, 23.33% dicen que nunca interviene y el 26.67% dicen que interviene esporádicamente.

Referido a los bifosfonatos el 66.67% de los encuestados dicen que una intervención frecuente, el 23.33% dicen que interviene esporádicamente y 10.00% dicen que nunca interviene

Sobre a la periimplantitis el 60.00% de los encuestados dicen que una intervención frecuente, el 40.00% dicen que interviene esporádicamente y 0.00% dicen que nunca interviene

Concerniente al tabaquismo el 60.00% de los encuestados dicen que una intervención frecuente, el 33.33% dicen que interviene esporádicamente y 6.67% dicen que nunca interviene

En términos porcentuales en la variable características del huésped en el sub-indicador antecedentes médicos estomatológicos según las expectativas de los encuestados dicen que los bifosfonatos son uno de los factores que intervienen frecuentemente en el fracaso de los implantes dentales (66.67% encuestados), seguido de periimplantitis y tabáquismo (60% encuestados) osteoporosis (50% encuestados) y diabetes (23 % encuestados). Esto nos da a entender que hay múltiples factores asociados a los antecedentes médicos estomatológicos, pero que más predominan los agentes externos que los problemas sistémicos propios del paciente.

En la tabla 4 muestra los porcentajes obtenidos de la encuesta a 30 residentes sobre los sub-indicadores de la cantidad ósea

Tabla 4

*Características del huésped: Cantidad Ósea*

| Cantidad ósea | NUNCA | ESPORADICO | FRECUENTE |
|---|---|---|---|
| Seibert tipo I | 50.00% | 40.00% | 10.00% |
| Seibert tipo II | 6.67% | 53.33% | 40.00% |
| Seibert tipo III | 6.67% | 43.33% | 50.00% |

Fuente: Información obtenida durante la realización del trabajo de campo.

*Figura 2. Características del huésped: Cantidad Ósea*

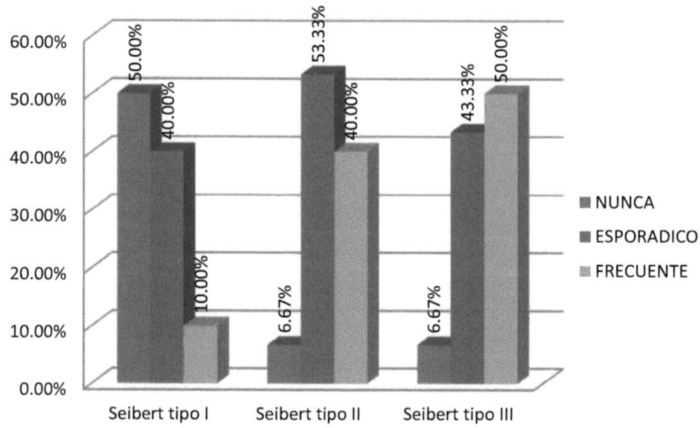


De la presente tabla el 50.00% de los encuestados según sus expectativas contestaron que la cantidad ósea según Seibert tipo I es un factor que nunca interviene en el fracaso de los implantes

dentales, 40.00% dicen que intervienen esporádicamente y el 10% dicen que tiene una intervención frecuente.

En cuanto a la cantidad ósea según Seibert tipo II el 53.33% de los encuestados dicen que es un factor de riesgo que interviene esporádicamente en el fracaso de los implantes dentales, 40% dicen que interviene frecuentemente y 6.67% dicen que nunca interviene.

Según Seibert tipo III el 50% de los encuestados dicen que es un factor que interviene frecuentemente en el fracaso de los implantes dentales, 43.33% dicen que interviene esporádicamente y 6.67% dicen que nunca interviene.

En términos porcentuales en la variable características del huésped en el sub-indicador cantidad ósea según las expectativas de los encuestados dicen que la reabsorción ósea Seibert tipo III es el factor de riesgo más frecuente en el fracaso de los implantes dentales (50.00% encuestados), seguido de Seibert tipo II (40.00% encuestados) y Seibert tipo I (10.00% encuestados). Esto puede suponerse que la cantidad ósea en un factor importante para el éxito de los implantes y al presentar poca altura y espesor  (Seibert III) va llevar al fracaso de estos.

En la tabla 5 muestra los porcentajes obtenidos de la encuesta a 30 residentes sobre los sub-indicadores de la calidad ósea.

Tabla 5

*Características del huésped: Calidad Ósea*

| Calidad ósea | NUNCA | ESPORADICO | FRECUENTE |
|---|---|---|---|
| D1 | 23.33% | 60.00% | 16.67% |
| D2 | 33.33% | 43.33% | 23.33% |
| D3 | 33.33% | 50.00% | 16.67% |
| D4 | 13.33% | 43.33% | 43.33% |

Fuente: Información obtenida durante la realización del trabajo de campo.

*Figura 3. Características del huésped: Calidad Ósea*

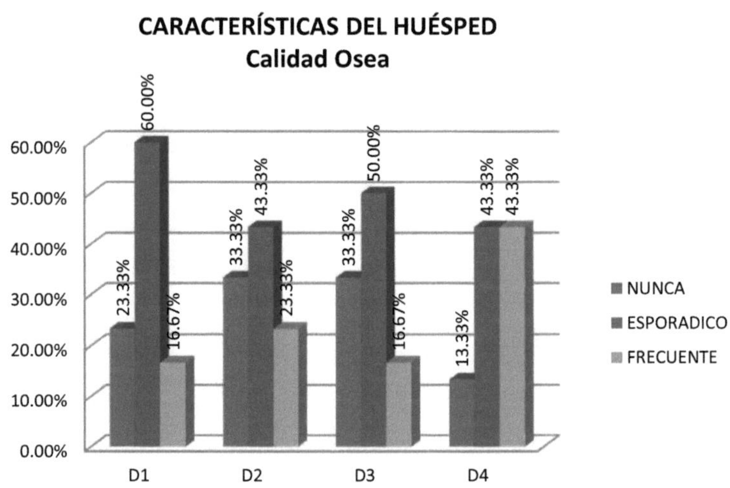


De la presente tabla el 60.00% de los encuestados según sus expectativas contestaron que la calidad ósea D1 es un factor que interviene esporádicamente en el fracaso de los implantes dentales, el 23.33% dicen nunca interviene y el 16.67% dicen que tiene una intervención frecuente.

En cuanto a la calidad ósea D2 el 43.33% de los encuestados dicen que es un factor que interviene esporádicamente en el fracaso de los implantes dentales, el 33.33% dicen que nunca interviene  y el 23.33% dicen que tiene una intervención frecuente.

En cuanto a la calidad ósea D3 el 50% de los encuestados dicen que es un factor que interviene esporádicamente,  el 33.33% de los encuestados dicen que nunca interviene y el 16.33% dicen que interviene frecuentemente.

En cuanto a la calidad ósea D4 el 43.33% de los encuestados dicen que es un factor que interviene frecuentemente, el 43.33% dicen que interviene esporádicamente y el 13.33%dicen que nunca interviene.

En términos porcentuales en la variable características del huésped en el sub-indicador calidad ósea según las expectativas de los encuestados dicen que la calidad ósea tipo D4 es el factor de riesgo más frecuente en el fracaso de los implantes dentales (43.33% encuestados), también podemos observar que la calidad ósea D4 tienen el mismo porcentaje en la serie esporádico y frecuente debido a que es un hueso muy esponjoso y esto incrementa el riesgo del fracaso de implantes. Pero contrario a esto tenemos la calidad ósea D1 con el mayor porcentaje en esporádico debido a que se puede presentar un porcentaje de fracaso en huesos muy corticales.

En la tabla 6 muestra los porcentajes obtenidos de la encuesta a 30 residentes sobre el sub-indicador de bioseguridad.

Tabla 6

*Técnica Quirúrgica: Bioseguridad*

| Bioseguridad | NUNCA | ESPORADICO | FRECUENTE |
|---|---|---|---|
| Contaminación | 6.67% | 16.67% | 76.67% |

Fuente: Información obtenida durante la realización del trabajo de campo.

*Figura 4. Técnica Quirúrgica: Bioseguridad*

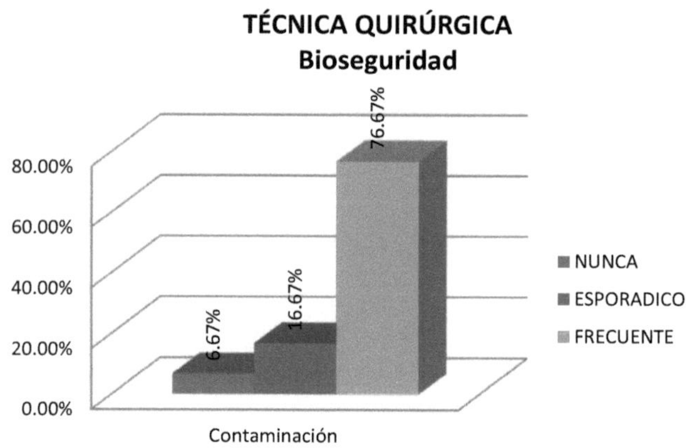


De la presente tabla el 76.67% de los encuestados según sus expectativas contestaron que la contaminación es un factor que tiene una intervención frecuente en el fracaso de los implantes dentales, el 16.67% dicen que intervienen esporádicamente y el 6.67% dicen que nunca interviene.

En la tabla 7 muestra los porcentajes obtenidos de la encuesta a 30 residentes sobre el sub-indicador de sobrecalentamiento óseo.

Tabla 7

*Técnica quirúrgica: Sobrecalentamiento Óseo*

| Sobrecalentamiento óseo | NUNCA | ESPORADICO | FRECUENTE |
|---|---|---|---|
| Por poca irrigación | 6.67% | 26.67% | 66.67% |
| Fresas sin filo | 6.67% | 43.33% | 50.00% |

Fuente: Información obtenida durante la realización del trabajo de campo.

*Figura 5. Técnica quirúrgica: Sobrecalentamiento Óseo*

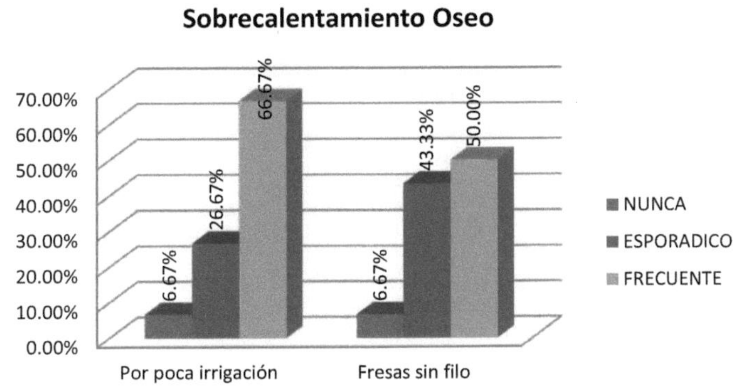


De la presente tabla el 66.67% de los encuestados contestaron que el sobrecalentamiento óseo por poca irrigación es un factor que interviene frecuentemente en el fracaso de los implantes dentales, el 26.67% dicen que es esporádico y el 6.67% dicen que nunca interviene.

En cuanto al sobrecalentamiento óseo por fresas sin filo el 50.00% dicen que es un factor que interviene frecuentemente, el 43.33% dicen que es esporádico y el 6.67% dicen que nunca interviene.

En la tabla 8 muestra los porcentajes obtenidos de la encuesta a 30 residentes sobre la técnica quirúrgica y su sub-indicador falta de estabilidad primaria.

Tabla 8

*Técnica Quirúrgica: Estabilidad Primaria*

| Estabilidad primaria | NUNCA | ESPORADICO | FRECUENTE |
|---|---|---|---|
| **Falta de estabilidad primaria** | 6.67% | 50.00% | 43.33% |

Fuente: Información obtenida durante la realización del trabajo de campo.

*Figura 6. Técnica Quirúrgica: Estabilidad Primaria*

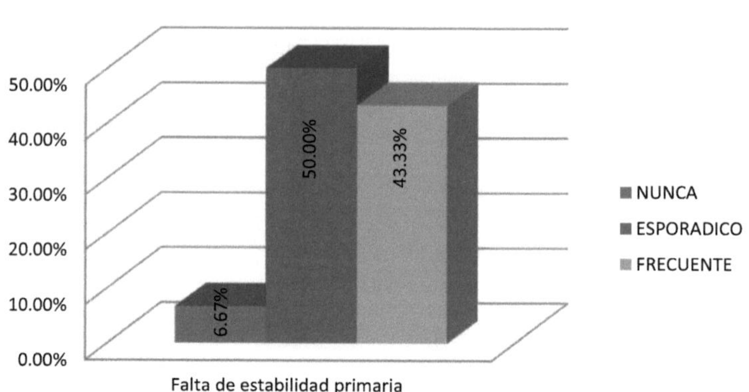


De la presente tabla el 43.33% de los encuestados según sus expectativas contestaron que la falta de estabilidad primaria es un factor que interviene frecuentemente en el fracaso de los implantes dentales, el 50.00% dicen que es esporádico y el 6.67% dicen que nunca.

En términos porcentuales en la variable técnicas quirúrgicas tenemos los sub-indicadores bioseguridad, sobrecalentamiento óseo, y estabilidad primaria según las expectativas de los encuestados dicen que la contaminación por falta de bioseguridad es uno de los factores que intervienen con mayor frecuencia en el fracaso de los implantes dentales (76.67% de los encuestados), seguido de poca irrigación (66.67% encuestados), fresas sin filo (50% encuestados) y falta de estabilidad primaria (43.33% encuestados). Esto nos da a entender que en la variable técnicas quirúrgicas existen muchos factores que intervienen el fracaso de los implantes dentales, siendo para los residentes la contaminación bacteriana dada por falta de bioseguridad un factor muy importante en el fracaso de los implantes dentales esto puede suponerse debido a que todo tipo de contaminación te lleva a una infección bacteriana y fracaso temprano del implante.

En la tabla 9 muestra los porcentajes obtenidos de la encuesta a 30 residentes sobre el sub-indicador falla del fabricante.

Tabla 9

*Implante Dental: Falla del Fabricante*

| Fabricación | NUNCA | ESPORADICO | FRECUENTE |
|---|---|---|---|
| Falla del fabricante | 33.33% | 60.00% | 6.67% |

Fuente: Información obtenida durante la realización del trabajo de campo.

*Figura* 6. Valoración de algunos aspectos de la clínica e

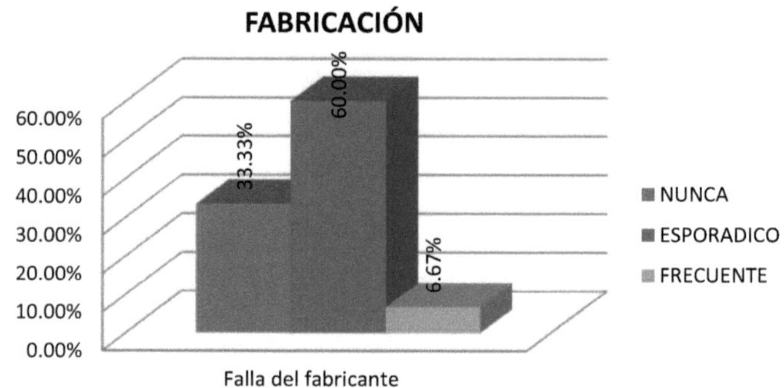


De la presente tabla podemos decir que el 60.00% de los encuestados dicen que la falla de fábrica del implante interviene esporádicamente en el fracaso de los implantes, el 33.33% dicen nunca y el 6.67% que es frecuente.

En términos porcentuales según las expectativas de los encuestados dicen que el fracaso de los implantes dentales por falla de fabricación no es muy frecuente es decir la falla se ve esporádicamente (60.00% encuestados) esto puede suponerse que todas las fábricas de implantes dentales cumplen con los criterios y normas de fabricación y bioseguridad.

En la tabla 10 muestra los porcentajes obtenidos de la encuesta a 30 residentes sobre el sub-indicador de oclusión.

Tabla 10

*Prótesis: Oclusión*

| Oclusión | NUNCA | ESPORADICO | FRECUENTE |
|---|---|---|---|
| **Trauma de oclusión** | 0.00% | 33.33% | 66.67% |

Fuente: Información obtenida durante la realización del trabajo de campo.

*Figura 7. Prótesis: Oclusión*

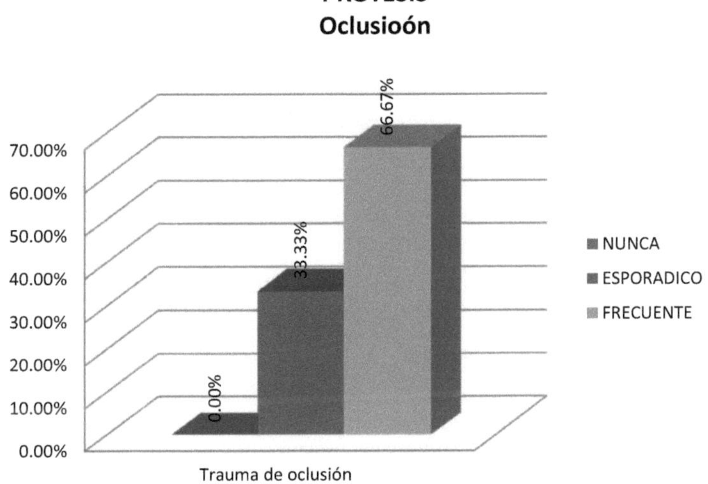


De la presente tabla el 66.67% de los encuestados según sus expectativas contestaron que el trauma de oclusión es un factor de riesgo que interviene frecuentemente en el fracaso de los implantes dentales, el 33.33% dicen que es esporádico y ningún encuestado (0%) dice que es nunca.

En la tabla 11 muestra los porcentajes obtenidos de la encuesta a 30 residentes sobre asentamiento de la estructura protésica.

Tabla 11

*Asentamiento de la Estructura: No hay ajuste pasivo*

| Asentamiento de la estructura | NUNCA | ESPORADICO | FRECUENTE |
|---|---|---|---|
| No hay ajuste pasivo | 6.67% | 50.00% | 43.33% |

Fuente: Información obtenida durante la realización del trabajo de campo.

*Figura 8. Asentamiento de la Estructura: No hay ajuste pasivo*

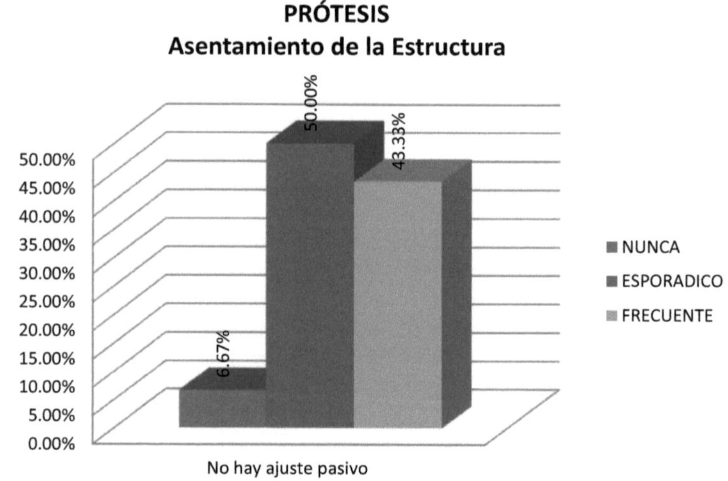


De la presente tabla el 50.00% de los encuestados según sus expectativas contestaron que el factor de no hay ajuste pasivo de la estructura protésica interviene esporádicamente en el fracaso de los implantes dentales, el 43.33% dicen que es frecuentemente y el 6.67% dicen que es nunca.

En términos porcentuales en la variable oclusión con sus sub-indicador trauma de oclusión y falta de ajuste pasivo según las expectativas de los encuestados dicen que el trauma de oclusión es uno de los factores que intervine con mayor frecuencia en el fracaso de los implantes dentales (66.67% encuestados), seguido de no hay ajuste pasivo de la estructura protésica (43.33% encuestados). Esto nos da a entender que en la variable prótesis tenemos múltiples factores que intervienen el en fracaso de implantes dentales, teniendo como principal factor al sub-indicador oclusión. Esto puede suponerse que si en una prótesis sobre implante tenemos una interferencia o un punto de contacto prematuro producirá un trauma de oclusión que va sobrecargar el implante produciendo el fracaso del mismo.

## 4.2. Expectativa de Docentes

Esta parte de la investigación da los resultados sobre la expectativa de los Docentes de la 2da especialidad de Periodoncia e Implantes de la Carrera Profesional de Estomatología de la Facultad de Ciencias de la Salud sobre los factores que influyen en el fracaso de los implantes dentales utilizando como instrumento la entrevista semiestructura a expertos (Anexo N° 4).

Se entrevistó a 4 expertos:
1. Dr. Gustavo Obando Pereda
2. Dra. Tania Ariza Fritas
3. Dr. Jorge Huamani Mamani
4. Dr. Miguel Delgado Bravo

Los resultados de la entrevista semiestructura a expertos nos dieron los siguientes resultados.

I.  CARACTERÍSTICAS DEL HUÉSPED:

I.1.   ¿cuáles son los  antecedentes médicos y estomatológicos más frecuentes que pueden influir en el fracaso de los implantes dentales?

- Antecedentes médicos: Cuadros de diabetes tipo I, II no tratado, hipertiroidismo de Hashimoto, osteoporosis si consume bifosfonatos.
  Antecedentes estomatológicos: dientes con tratamientos endodonticos en mal estado, pacientes con periodontitis

- Antecedentes médicos: enfermedades que involucren la coagulación donde va haber problemas de cicatrización, paciente fumadores "heavy smoker", diabéticos no controlados, pacientes que toman bifosfonatos
  Antecedentes estomatológicos: pacientes con enfermedad periodontal no controlados o con enfermedad activa, en paciente periodontales controlados o en mantenimiento se consideran en estadio normal

- Antecedentes médicos: enfermedades no tratadas, diabetes o alteraciones en la coagulación
  Antecedentes estomatológicos: paciente con biofilms o pacientes que no han sido tratados Periodontalmente

- Antecedentes médicos: los más importantes tenemos la osteoporosis, entre médicos no está considerado el tabaco, pero si influye mucho en el fracaso de los implantes es muy importante
  Antecedentes estomatológicos: la higiene oral y el bruxismo o la inestabilidad oclusal del paciente

I.2.   ¿La Cantidad ósea puede influir en el fracaso de los implantes dentales?

- Si, sobre todo en la cantidad de ancho cuando tenemos un espesor de 3.6 mm y al hacer una expansión ósea se produciría una fractura vertical
- Actualmente Existen varias técnicas regenerativas tanto en bloques así como regeneración ósea por medio de membranas y mallas.
- Si, mientras menos hueso tengamos habrá más riesgo de fracasar los implantes, por lo tanto hay que usar injertos, membranas, o tejido blando. Si el espesor es muy delgado se debe hacer antes una regeneración ósea guiada previa al implante o pongo el implante con uso de biomateriales e injerto de tejido blando
- Si influye y va depender de la oclusión que tenga el paciente

I.3.   ¿La Calidad ósea puede influir en el fracaso de los implantes dentales?

- La calidad ósea ya fui subsanada con el diseño de los implantes, hay implante para calidad ósea D4, sin embargo al hacer una carga inmediata en la zona del seno maxilar esta puede influir en el fracaso si se introduce dentro del seno y si el paciente tiene osteopenia.
- Si sobre todo en hueso tipo D4, o en un hueso donde no encontremos una buena estabilidad primaria.
- Si en el hueso tipo D4 o D1 hay más fracaso. En el hueso tipo D1 porque tiene poca irrigación en este caso yo uso la técnica de expansión de reborde o haga la colocación con rosca de hilo.
- Definitivamente si, esta influye en el fracaso

I.4. ¿Alguna acotación sobre las características del huésped?

- Evidenciar problemas sistémicos de calidad y cantidad ósea, fuerzas destructivas, hábitos de riesgo e higiene dental.

- Paciente con mala higiene con poco control igual en paciente con poca encía queratinizada que esto nos lleve algún tipo de alteración periimplantaria como la periimplantitis.

- En paciente de más de 50 años, tiene problemas sistémicos no tratados poca calidad de hueso hay más riesgo de fracaso.

- Hay que ver sobre cantidad y sobre todo calidad, y lo que va ir soportado en la oclusión

## II. TECNICA QUIRURGICA

II.1. ¿La Bioseguridad puede influir en el fracaso de los implantes dentales?, ¿Porque?, ¿De qué manera?

- Si puede influir, primero hablamos de la bioseguridad del ambiente recomendar colocar una luz ultravioleta en la sala quirúrgica.

- La bioseguridad para cualquier tipo de cirugía puede llevar algún tipo de alteración en el proceso de cicatrización o producir infección, que a futuro puede llevar a un fracaso. Además la cavidad bucal que es un medio muy contaminado y puede producir una contaminación cruzada.

- Si, por que la capa de óxido se puede contaminar una vez abierto el implante se debe colocar inmediatamente, considerar la bioseguridad de la boca, del medio quirúrgico, guantes y campos. Si al implante le cae saliva hay un factor de riesgo por eso el paciente debe hacer enjuagues gluconato de clorexidina al 0.12% y siempre irrigar con suero.

- Definitivamente, si no tenemos el cuidado quirúrgico de tener los instrumentos totalmente esterilizados el área limpia libre de contaminación, puede contaminar la superficie del implante e influir en la osteointegración del mismo generando un rechazo o fracaso del implante

II.2. ¿El Sobrecalentamiento óseo puede influir en el fracaso de los implantes dentales?, ¿Por qué?, ¿De qué manera?

- El sobrecalentamiento óseo va producir mayor inflamación, produciendo células inflamatorias sobre todo macrófagos y van a perennizar ese proceso inflamatorio que va durar más o menos un mes y medio por lo que va demorar el proceso de reparación ósea pudiendo llevar al fracaso.

- En la actualidad las referencias indican que la irrigación es el principal factor para que no exista un sobrecalentamiento óseo, la literatura dice que el sobrecalentamiento óseo produce un fracaso inmediato y no a largo plazo.

- Si, primero que a veces no se usa un motor quirúrgico, segundo las fresas están gastadas, tercero no hay bastante irrigación, cuarto se hace una presión excesiva esto va aumentar la necrosis de hueso más de 40°C no se va formar la fosfatasa alcalina y se pierde el implante.

- Si, genera una necrosis ósea que puede ser justo en el momento que se pierde la estabilidad primaria y ese sobrecalentamiento puede hacer que el implante fracase.

II.3.    ¿Qué opina de la Estabilidad primaria?

- Es importante para la colocación de implantes una buena estabilidad primaria de 40 sería lo ideal, pero más de 80 será perjudicial para los implantes

- Primero hay que diferenciar lo que es éxito y supervivencia, éxito es que la reabsorción no supere más del 50% del tamaño del implante, la supervivencia es que tenga poca reabsorción sin comprometer a largo plazo. La estabilidad primaria es un factor indicativo para que un implante funcione y tenga supervivencia y éxito. Si no tiene buena estabilidad primaria podría fracasar en estadio tempranos.

- Si es importante la estabilidad primaria, solamente hay un sistema que es el Biocom que no necesita estabilidad primaria, todos los demás si necesitan tener estabilidad primaria y deben de ser medidos por un torquimetro u Osstell®. Hay trabajos que te muestran con 15, 20 Newton o con Osstell® con valores de 45 a 60 ISQ.

- Si es muy importante, es uno de los requisitos más importante al momento de colocar el implante, tener una estabilidad primaria adecuada.


II.4.    ¿Alguna acotación sobre las técnicas quirúrgicas?

- Las empresas han diseñados kit especiales para cada técnica, pero siempre hay que tener importancia en la zona anterior porque vamos a perjudicar la estética.

- Tener en cuenta los reparos anatómicos en la técnica de levantamiento de seno tipo Summer, hay que tener en consideración la altura ósea con los reparos anatómicos  sobre todo del seno maxilar y dentario inferior que son los reparos anatómicos que están más cercas y próximas. Es importante también  el manejo correcto de los biomaterial, que tipo de hueso, el tipo de membranas y usar materiales con evidencia  científicas

- Si se va ensanchar el hueso hay que manejarlo con mucho cuidado, muy despacio con todos los protocolos adecuados, por ejemplo si el bloque de hueso se me desprende tengo que fijarlo con microtornillos, tengo que usar injerto y membrana pero actualmente el factor rico en plaquetas me sirve mucho.

- Que la estabilidad primaria se puede alcanzar aun en hueso de poca calidad variando la técnica quirúrgica de fresado y escogiendo un macro diseño de implante adecuado.

## III. IMPLANTES DENTAL

III.1. ¿Qué opina del macro y micro diseño del implante dental?, ¿Pueden influenciar en el fracaso?

- Todo depende del planeamiento que se hizo, por ejemplo se va colocar un implante de 3.3 mm para un molar, va fracasar al colocarla corona, cuando va ser una carga inmediata se recomienda un implante de plataforma regular y lo suficientemente largo, el macro y micro diseño del implante  está íntimamente ligado  con el plan del tratamiento.

- No creo que sea el diseño, más bien el tipo de conexión y la sobrecarga oclusal.

- No solo el macro y micro sino también las características de la superficie del implante. La superficie SLA es de las más antiguas y más usadas, pero también tenemos la TiUnite, RBM y otras que están patentadas, mientras la  superficie tenga más investigación, mas soporte va tener mejor resultado los implantes.

- Sobre el macro diseño a variado a través del tiempo, antes todos los implantes eran cilíndricos ahora son cónicos o híbridos, básicamente para facilitar el manejo quirúrgico y alcanzar la estabilidad primaria, pero puedes colocar un implante cilíndrico en vez de cónico, no creo que va a fracasar solo tienen que tener cuidado de escoger la técnica quirúrgica para colocar un macro diseño de implantes, y lo de micro diseño la literatura señala que no hay diferencia estadísticamente significativa en los tratamiento de superficie de los implantes. Implantes con tratamientos de superficie de hidroxiapatita si se vio en la literatura un grado de fracaso, pero tienes los implantes con tratamiento de sustracción y adición que mejoran la estabilidad secundaria.

III.2. ¿Cree Ud. que un gran porcentaje de fracasos en el tratamiento de implantes sedé por una falla en la fabricación de estos?

- Hay algunos relatos donde el fracaso del implante no está explicado, esto se produce por un proceso denominado osteolisis aséptica que se da por los restos del torneado que son partículas del tornamiento del implante, una vez que el implante es torneado queda basura micrométricas que producen inflamación y el futuro fracaso.
- Para decir que es una falla de fabricación habría que enviar hacer un examen en la fábrica o laboratorio y poder llegar a esa conclusión, en mi experiencia solo un

implante se analizó y se determinó el fallo por el tratamiento de superficie.

- Si puede haber una falla en proceso de esterilización, de proceso de fresado o de empaquetado. Los implantes que tienen más valor son aquellos que tienen más altos los controles de calidad y son más cuidadosos en el proceso de empaquetado y bioseguridad.

- Por fabricación no, creo que todos los implantes están hechos muy parecidos, los porcentajes de titanio van por ahí, mezclados con otros metales pero todos son biocompatibles, creo yo que los implantes fracasan por una inadecuada  elección del caso clínico y no tener cuidado en el momento quirúrgico y postquirúrgico. Yo prefiero tener implantes con soporte científico y respaldo a usar los implantes clones que no tienen la misma calidad por tratar de abaratar costos.

III.3.  ¿Alguna acotación sobre implantes dentales?

- Elegir un sistema de 10 años de publicación y seguimiento para tener una seguridad del fabricante.

- En el tratamiento de superficie de los implantes hay varias alternativas como tratamiento con hidroxiapatita, implantes hidrofílicos que tienen afinidad con la sangre, en cuanto al diseño hay que saber escoger el diseño de la conexión sobre todo en la zona anterior.

- Mientras tengamos un implante adecuado con diseños de cono morse, con un tratamiento de superficie con normas de calidad de procesos y bioseguridad vamos a tener más éxito.

- Ninguna

IV. PRÓTESIS

IV.1.  ¿Cree Ud. que pueda ver una diferencia entre coronas cementadas vs atornilladas, prótesis unitarias vs múltiples y prótesis fijas vs removibles, en cuanto al fracasos de los implantes?

- Con un buen planeamiento no tiene por qué fracasar el implante, siempre se debe de pensar primero en la prótesis para luego colocar el implante. Va depender mucho el fracaso con la higiene del paciente, siempre hacer controles de placa

- Más que la diferencia en el tipo de prótesis considero que el fracaso se va dar por la oclusión, si en el paciente no se ha estabilizado la oclusión puede fracasar. En mi  práctica clínica he visto que hubo más fallas en coronas cementadas unitarias.

- Debe haber una buena planificación de acuerdo a tu caso clínico puede ser cementada o atornillada, si tenemos un espacio protético reducido va ser una atornillado, cementada en algunos casos cuando tiene diente laterales, si no elijo adecuadamente  una corona voy a tener un fracaso, también si es unitaria, anterior o posterior, múltiples, ferulizadas o no, tengo que ver el antagonista, la cantidad de fuerzas que va recibir, el material de la corona, el torque del tornillo.

- Todos dependen de la oclusión que se le vaya a dar a la rehabilitación, entonces un implante cementado podría fracasar frente a un atornillado si es un paciente que bruxa o si tiene poco espacio protésico, lo mismo para las sobredentadura o hibridas, si no tienes espacio para colocar una hibrida tienes que poner una sobredentadura, si fuerzas el caso va a fracasar.

IV.2.    ¿Qué opina de la oclusión en implantes?

- Es un tema utópico porque hay colegas que dicen que debe estar en infraoclusión, cosa errada porque un implante ya oseointegrado ya debería estar en oclusión, yo creo que si debe haber una oclusión en implantes pero una oclusión que proteja el implante.

- El fracaso se da por oclusión, en paciente que no tienen buena estabilidad oclusal, cuando no se ha estabilizado la oclusión antes del tratamiento de implantes si puede llevar al fracaso, si se hace un buen diagnóstico y se estabiliza la oclusión, no habría fracaso en los implantes solo habría que hacer controles y mantenimientos

- Es muy importante la biomecánica y el diseño oclusal en implantes, la fuerza de oclusión debe estar dirigido al eje central de la corona o puente. El fracaso se da por presencia  del biofilms o daño mecánico cuando una corona está mal diseñada. Es diferente la oclusión en dientes que en implantes, en implantes unitarios están en inoclusión, canino con función compartida y totales balanceada bilateral.

- Si es importante la oclusión, ya sea para unitarias, múltiples, cementada o atornillada, hibridas o sobredentaduras se debe dar una buena oclusión esta puede ser balanceada o mutuamente protegida.


IV.3.    ¿Qué opina del asentamiento pasivo?

- Es importante el asentamiento pasivo para evitar las fuerzas lesivas al momento del balanceo, es importante el diseño de la prótesis, trabajar con sistemas rotacionales al momento de hacer una estructura múltiple así evitamos las fuerzas lesivas.

- Es una de las características que se observa en rehabilitación antes de colocar las prótesis, hay estudios de biomecánica en implantes que indican que se tiene que lograr el asentamiento pasivo para tener mayor estabilidad en el tiempo
- Es importante la pasividad en sobredentaduras para distribuir adecuadamente las fuerzas
- Genera fuerzas inadecuadas y puede segmentar prótesis o romper tornillos protésicos o estructuras.

IV.4. ¿Algo que quiera agregar de prótesis sobre implantes dentales?

- Es importante hacer un plan de tratamiento pensando siempre en la prótesis antes de colocar los implantes llamado "Protocolo reverso"
- Que deben ser controladas y hacer manteamientos periimplantales y oclusales cada 2 veces o una vez al año.
- Se debe hacer un planeamiento reverso es decir antes de instalar el implante se debe saber qué tipo de corona o prótesis voy a utilizar usar, informar a paciente que se va hacer cambiar tornillos, que si está mal diseñada la corona se puede romper la corona el abutment, el pilar o el implante.
- Hay una diferencia entre la oclusión sobre dientes e implantes, dependiendo si es unitaria atornillado el punto de contacto oclusal no puedes estar en el centro de la fosa, si es cementada tiene que ser en el centro de la pieza, depende del tipo de restauración que lleve el paciente para poder darle la oclusión adecuada. Se debe aliviar las coronas sobre implantes con relación a los dientes, porque el implante no tiene un movimiento

tan grande como los dientes que tienen ligamento periodontal, el sistema amortiguación es diferente por eso es que tiene que estar un poquito infraoclusión con respecto a los dientes naturales.

Recolectada toda la información en la entrevista a expertos se realiza la compresión, síntesis, teorización y recontextualización que se expresan en las siguientes tablas:

En la tabla 12 muestra los porcentajes obtenidos de la entrevista a 04 expertos sobre la variable Características del huésped con su subindicador antecedentes médicos estomatológicos

Tabla 12

*Características del huésped: ¿Cuáles son los antecedentes médicos y estomatológicos más frecuentes que pueden influir en el fracaso de los implantes dentales?*

|  | ENFERMEDADES | ACOTACIÓN |
|---|---|---|
| **Antecedentes médicos** | Diabetes tipo I, II | No tratados |
|  | Hipertiroidismos de Hashimoto |  |
|  | Osteoporosis | Pacientes que tomen bifosfonatos |
|  | Enfermedades que alteren la coagulación | Estas retrasan la cicatrización |
|  | Tabaquismo | Heavy smoker |
| **Antecedentes estomatológicos** | Periodontitis | Pacientes no controlados o con enfermedad activa, riesgo de presentar periimplantitis en pacientes con poca encía queratinizada, con mala higiene y con presencia de biofilms |
|  | Dientes con tratamiento de conductos en mal estado |  |
|  | Bruxismos |  |
|  | Inestabilidad oclusal |  |

Fuente: Información obtenida durante la realización del trabajo de campo.

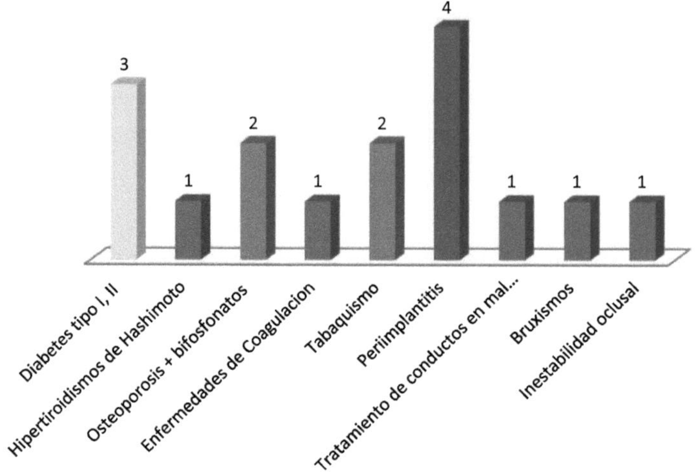


En la variable características del huésped en el sub-indicador antecedentes médicos estomatológicos según los expertos nos dan a entender que existen múltiples enfermedades que influyen en el fracaso de los implantes dentales, y aclaran algunas características de las enfermedades como Diabetes tipo I, II pero en paciente no controlados, pacientes con osteoporosis pero que tome bifosfonatos, también vemos que coinciden todos en que la periimplantitis es uno de los factores más importantes en el fracaso de los implantes dentales, seguido de diabetes no controlada y pacientes con osteoporosis que tomen bifosfonatos.

En la tabla 13 muestra los porcentajes obtenidos de la entrevista a 04 expertos sobre la variable características del huésped con su subindicador cantidad ósea.

Tabla 13

*Características del huésped:* ¿La Cantidad ósea puede influir en el fracaso de los implantes dentales?

| | ACOTACIÓN |
|---|---|
| **Si influye la cantidad ósea** | Con un espesor de 3.6 mm de hueso no se puede hacer expansión ósea porque se produciría una fractura vertical. El ancho se puede subsanar con injertos en bloque o regeneración ósea por medio de membranas o mallas |

Fuente: Información obtenida durante la realización del trabajo de campo.

*Figura* 10. *Concordancia de Cantidad Ósea*

## Cantidad ósea

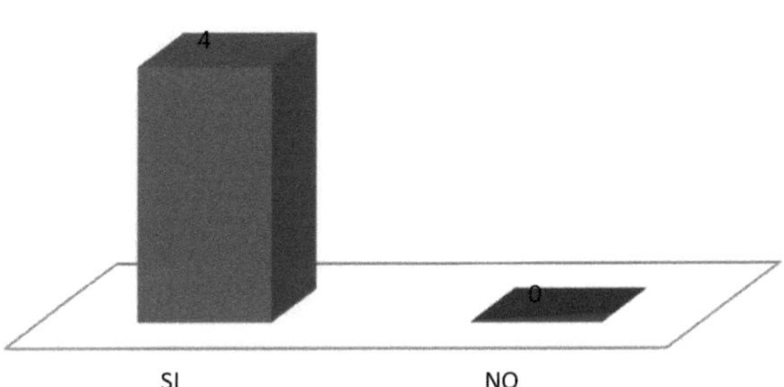


Según los expertos nos dicen que la cantidad ósea si influye en el fracaso de los implantes dentales, con mayor frecuencia el ancho o espesor de hueso, que según la clasificación de Seibert sería un tipo I, pero todos aclaran que en cuanto a la cantidad ósea puede ser subsanado con injertos óseos, membranas o mallas antes de la colocación de los implantes previniendo así el fracaso de estos.

En la tabla 14 muestra los porcentajes obtenidos de la entrevista a 04 expertos sobre la variable características del huésped con su subindicador calidad ósea.

Tabla 14

*Características del huésped: ¿La Calidad ósea puede influir en el fracaso de los implantes dentales?*

|  | ACOTACIÓN |
|---|---|
| **Calidad ósea D4** | Hay implantes diseñados para esta calidad<br>No hacer carga inmediata<br>No tiene buena estabilidad primaria |
| **Calidad ósea D1** | Tienen poca irrigación riesgo de fracaso<br>Hacer expansión de reborde o colocación de Implante con rosca de hilo |

Fuente: Información obtenida durante la realización del trabajo de campo.

*Figura 11. Concordancia de Calidad Ósea*

## Calidad Ósea



En la variable características del huésped en el sub-indicador calidad ósea según los expertos nos dicen que la calidad ósea si influye en el fracaso de los implantes dentales, todos concordaron que el tipo D4 que es un hueso muy esponjoso y tiene un factor de riesgo alto para el fracaso de implantes, también un experto comento que el hueso D1 es un hueso muy cortical que puede producir fracaso por tener una cortical muy gruesa con poca irrigación sanguínea. Pero todos aclaran que con técnicas especiales e implantes especiales se puede manejar estas dos calidades de hueso.

En la tabla 15 muestra los porcentajes obtenidos de la entrevista a 04 expertos sobre la variable técnicas quirúrgicas con su subindicador bioseguridad.

Tabla 15 *Técnicas quirúrgicas:* ¿La Bioseguridad puede influir en el fracaso de los implantes dentales?, ¿Por qué?, ¿De qué manera?

| | ACOTACIÓN |
|---|---|
| **Si influye en el fracaso** | Instrumentos totalmente esterilizados, campos estériles y área limpia libre de contaminación, se puede colocar una luz ultravioleta en la sala quirúrgica. La capa de óxido del implante se puede contaminar, por eso se debe colocar inmediatamente en el lecho quirúrgico. La cavidad bucal es un medio muy contaminado, la saliva es un factor de riesgo por eso se debe hacer enjuagues con Digluconato de clorhexidina al 0.12%. Si no habría bioseguridad se produciría una infección que alteraría el proceso de cicatrización que puede o no llegar a un fracaso. |

Fuente: Información obtenida durante la realización del trabajo de campo.

*Figura* 12. *Concordancia si la bioseguridad influye en el fracaso*

## Bioseguridad



En la variable técnicas quirúrgicas en el sub-indicador bioseguridad según los expertos nos dicen que la bioseguridad si influye en el fracaso de los implantes dentales, que la bioseguridad involucra lo que son ambientes, material, instrumental y cavidad oral, también dos expertos comentaron sobre los protocolos de bioseguridad que debe de tener los implantes al momento de su fabricación y empaquetado.

En la tabla 16 muestra los porcentajes obtenidos de la entrevista a 04 expertos sobre la variable técnicas quirúrgicas con su subindicador sobrecalentamiento óseo.

Tabla 16

*Características del huésped:* ¿El Sobrecalentamiento óseo puede influir en el fracaso de los implantes dentales?, ¿Por qué?, ¿De qué manera?

| | **ACOTACIÓN** |
|---|---|
| **Si** | Porque no se usa un motor quirúrgico, se usa fresas gastadas, poca irrigación y precisión excesiva produciendo una temperatura de más de 40°C que genera necrosis ósea por la falta de formación de fosfatasa alcalina.<br>El sobrecalentamiento óseo produce un fracaso inmediato y no a largo plazo.<br>El sobrecalentamiento óseo va producir mayor inflamación, van a ver células inflamatorias sobre todo macrófagos y van a perennizar ese proceso inflamatorio que va durar más o menos un mes y medio por lo que va demorar el proceso de reparación ósea pudiendo llevar al fracaso. |

Fuente: Información obtenida durante la realización del trabajo de campo.

*Figura* 13. *Concordancia si sobrecalentamiento óseo influye en el fracaso*

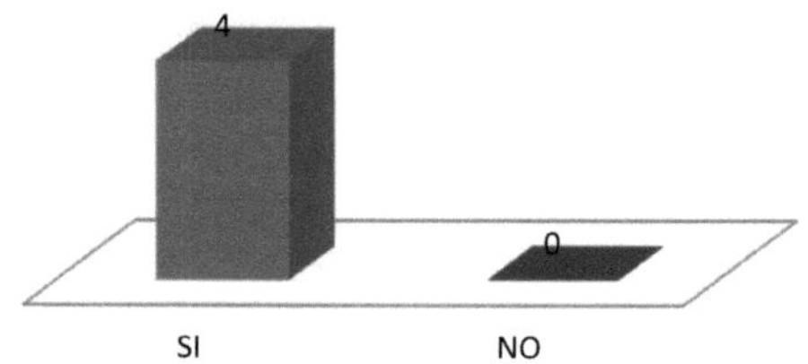


En la variable técnicas quirúrgicas en el sub-indicador sobrecalentamiento óseo todos los expertos concuerdan que si influye en el fracaso de los implantes dentales, que va depender de las fresas a utilizar, dela irrigación, de la excesiva presión y que la temperatura critica es de 40°C, hay un experto que dice que el fracaso será inmediato y otro dice que el sobrecalentamiento va producir mayor tiempo de inflación pudiendo llegar al fracaso.

En la tabla 17 muestra los porcentajes obtenidos de la entrevista a 04 expertos sobre la variable técnicas quirúrgicas con su subindicador estabilidad primaria.

Tabla 17

*Técnicas quirúrgicas:* ¿Qué opina de la Estabilidad primaria?

| | ACOTACIÓN |
|---|---|
| **Si es importante** | Requisito indispensable para el éxito y supervivencia de los implantes |
| | Con el torquimetro la medida de minina para el éxito es de 15 a 20 Ncm, un torque de 40 Ncm sería lo ideal y más de 80 Ncm es perjudicial para el implante |
| | Con el Osstell valores de 45 a 60 ISQ nos da el éxito del implante |
| | Sin estabilidad primaria el implante fracasaría en estadio tempranos |
| | Se puede lograr estabilidad primario en un hueso de poca calidad ósea variando la técnica quirúrgica de fresado y escogiendo un macrodiseño de implante adecuado |
| | El único implante que **NO** necesita tener estabilidad primaria es el sistema de implantes Biocom |

Fuente: Información obtenida durante la realización del trabajo de campo.

*Figura* 13. *Concordancia si la estabilidad primaria influye en el fracaso*

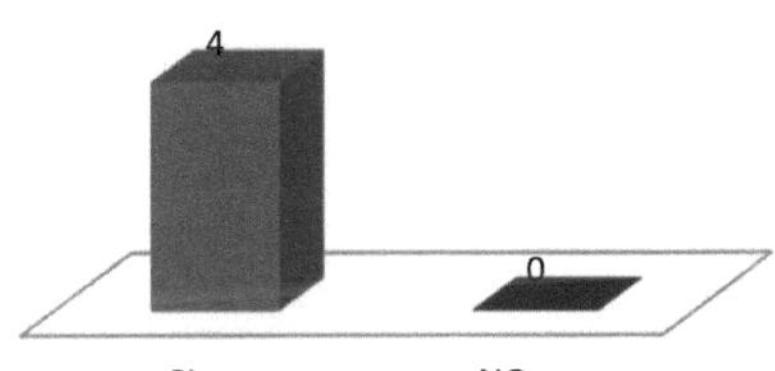


En la variable técnicas quirúrgicas en el sub-indicador estabilidad primaria todos los expertos concuerda que es un punto muy importante para el éxito de los implantes, nos dicen que una estabilidad primaria mínima para el éxito es de 15 a 20 Ncm, pero lo ideal sería de 40 Ncm, pero no debe de pasar de 80 Ncm porque sería perjudicial para el implante o hueso. Solo un docente dijo que hay un marca específica que no necesita tener estabilidad primaria, dejando claro que todas las demás marcas si necesitan tener estabilidad primaria para un éxito de los implantes.

En la tabla 18 muestra los porcentajes obtenidos de la entrevista a 04 expertos sobre la variable implante dental con su subindicador macro y micro diseño.

Tabla 18

*Implante dental: ¿Qué opina del macro y micro diseño del implante dental?, ¿pueden influenciar en el fracaso?*

| | ACOTACIÓN |
|---|---|
| No | Una mala planificación del tratamiento nos llevaría al fracaso como colocar implantes delgados para dientes anchos<br>Más influencia en el fracaso la conexión o la sobrecarga oclusal que el macro y microdiseño. |

Fuente: Información obtenida durante la realización del trabajo de campo

*Figura 13. Concordancia si la macro y micro diseño de implantes influye en el fracaso*

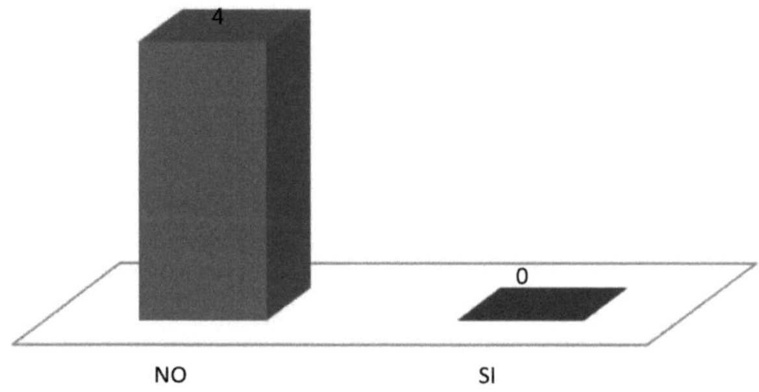


En la variable implante dental en el sub-indicador macro y microdiseño todos concuerdan que el macro y microdiseño no influyen en el fracaso de los implantes dentales, más bien va depender de la planificación del caso clínico.

En la tabla 19 muestra los porcentajes obtenidos de la entrevista a 04 expertos sobre la variable implantes dentales con su subindicador fabricación.

Tabla 19

*Implante dental:* ¿Cree Ud. que un gran porcentaje de fracasos en el tratamiento de implantes sede por una falla en la fabricación de estos?

| | **ACOTACIÓN** |
|---|---|
| **Si** | Osteolisis aséptica que se da por los restos del torneado que son partículas del tornamiento del implante, una vez que el implante es torneado queda basura micrométricas que producen inflamación y el futuro fracaso<br>Por falla en el proceso de esterilización, ya sea en el fresado o empaquetado |
| **No** | Todos los implante son hechos de titanio con algunas variaciones en sus aleaciones y son biocompatibles, si fracasan son por una inadecuada elección del caso clínico y no tener cuidado en el momento quirúrgico y postquirúrgico.<br>Los implantes que tienen más valor económico son porque tienen más altos controles de calidad en los procesos de esterilización y bioseguridad |

Fuente: Información obtenida durante la realización del trabajo de campo

*Figura* 14. *Concordancia si la falla de fábrica influye en el fracaso*

## Falla de Frabrica



En la variable implantes dentales en el sub-indicador fabricación la opinión de los expertos está dividida, la mitad dice que si puede producirse un fracaso por alguna falla en el proceso de fabricación, y la otra mitad dice que todos los implantes son de titanio por lo tanto todos deben de óseointegrar. Pero si aclaran que hay algunas marcas más reconocidas y confiables que otras por sus mejores controles de calidad y sustentos científicos e investigaciones.

En la tabla 20 muestra los porcentajes obtenidos de la entrevista a 04 expertos sobre la variable Prótesis con su subindicador tipos de restauraciones

Tabla 20

*Prótesis:* ¿Cree Ud. que pueda ver una diferencia entre coronas cementadas vs atornilladas, prótesis unitarias vs múltiples y prótesis fijas vs removibles, en cuanto al fracasos de los implantes?

| | ACOTACIÓN |
|---|---|
| **No** | Todo depende de la planificación, con menos espacio protético indicado una atornillada, cementada cuando hay dientes laterales, si fuerzas el caso clínico para colocar una determinada prótesis que no está indicada , va fracasar |
| | Planeamiento reverso, primero se debe pensar en la prótesis y después en la cirugía |
| | Mas va depender de la oclusión, se debe estabilizar oclusalmente al paciente |
| | Hay mayor reportes de fracasos en coronas unitarias cementadas |

Fuente: Información obtenida durante la realización del trabajo de campo

*Figura 15. Concordancia si el tipo de prótesis influye en el fracaso*

## Tipo de prótesis

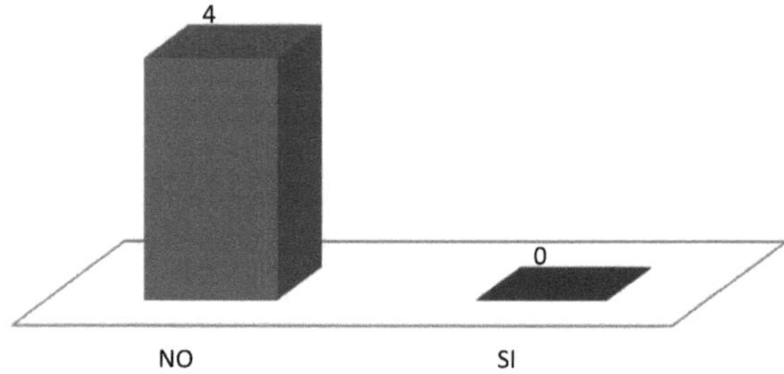


En la variable prótesis en el sub-indicador tipos de restauraciones todos  los expertos concuerdan que el tipo de restauración no va influenciar en el fracaso de los implantes, hacen la aclaración que el fracaso se va deber por una mala planificación al hacer la prótesis.

En la tabla 21 muestra los porcentajes obtenidos de la entrevista a 04
expertos sobre la variable Prótesis con su subindicador oclusión.

Tabla 21

*Prótesis: Importancia de la oclusión para evitar fracaso*

|  | El fracaso se da por no tener una estabilidad oclusal |
|---|---|
|  | Es importante el diseño oclusal donde la fuerza se debe dirigir al eje central de la corona |
| **Si** | El fracaso se da por daño mecánico cuando una corona está mal diseñada |
|  | La oclusión debe ser en caninos con función compartida y totales balanceada bilateral |
|  | Controles y mantenimientos de oclusión cada dos veces al año |

Fuente: Información obtenida durante la realización del trabajo de
campo

*Figura* 16. *Concordancia en la importancia de la Oclusión para evitar el fracaso*

## Importancia de la Oclusión

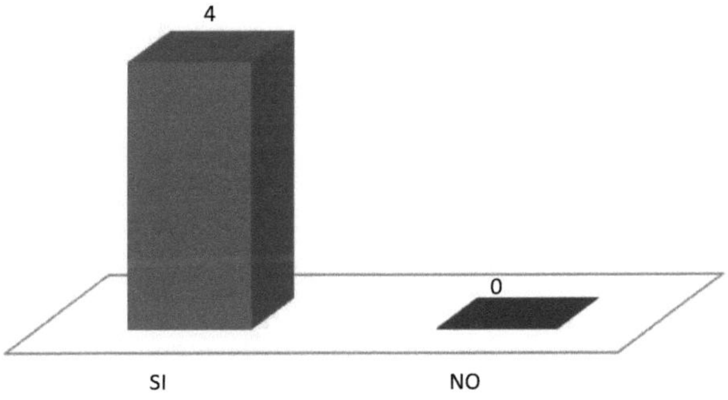


En la variable prótesis en el sub-indicador oclusión todos  los
expertos concuerdan que la oclusión es un punto muy importante
para prevenir el fracaso de los implantes. La oclusión debe de estar
bien diseñada sin generar sobre sobrecargas oclusales en los
implantes y debe armonizar con los demás dientes.

En la tabla 22 muestra los porcentajes obtenidos de la entrevista a 04 expertos sobre la variable Prótesis y la diferencia en la oclusión entre dientes e implantes.

Tabla 22

*Prótesis: Diferencia en la oclusión de implantes vs dientes*

| | |
|---|---|
| **Si hay diferencia** | Es diferente la  oclusión en dientes que en implantes, debido a que los dientes presentan ligamento periodontal |
| | Implantes unitarios deben estar en infraoclusión |
| **No hay diferencia** | Un implante ya oseointegrado debe entrar en oclusión, no en infraoclusión |

Fuente: Información obtenida durante la realización del trabajo de campo

*Figura* 17. *Concordancia en la diferencia en la oclusión entre implantes y dientes*

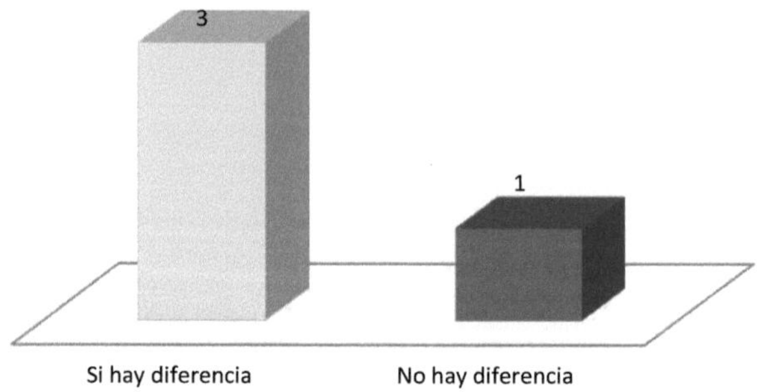



En la variable prótesis los expertos comentaron sobre la oclusión en dientes e implantes, donde tres expertos concuerdan que si hay una diferencia entre implantes y dientes debido  a que uno presenta ligamento periodontal y el otro no, por lo tanto la oclusión debe ser diferente entre ellos, el otro experto dice que el implante ya oseointegrado no tiene por qué diferenciarse en la oclusión que un diente.

En la tabla 23 muestra los porcentajes obtenidos de la entrevista a 04 expertos sobre la variable Prótesis y su subindicador ajuste pasivo.

Tabla 23

*Prótesis: Importancia del ajuste pasivo para evitar el fracaso*

|  | |
|---|---|
| **Si** | Evita las fuerzas lesivas al momento del balanceo |
|  | Trabajar con pilares cónicos en sobre-estructuras |
|  | Nos da mayor estabilidad en el tiempo |
|  | Distribuye adecuadamente las fuerzas |
|  | Si no hay ajuste pasivo genera fuerzas inadecuadas que puede segmentar prótesis, romper tornillos |

Fuente: Información obtenida durante la realización del trabajo de campo

*Figura 18. Concordancia si el tipo de prótesis influye en el fracaso*

## Ajuste Pasivo

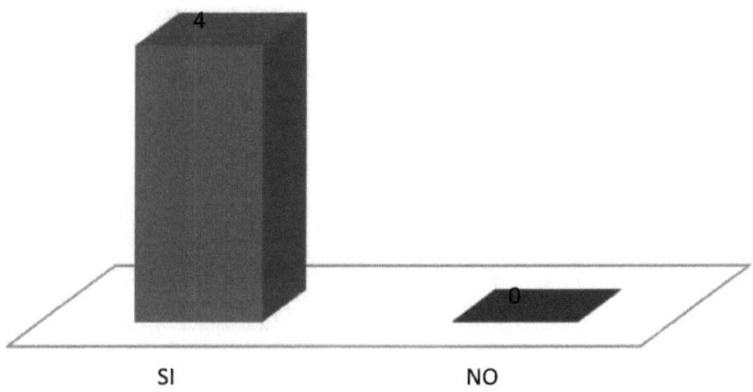


En la variable prótesis en el sub-indicador ajuste pasivo todos los expertos concuerdan que la estructura protésica debe de tener un ajuste pasivo al conectarse con los implantes para evitar la ruptura de la prótesis, de tornillos o del mismo implantes llegando al fracaso de estos.

## 4.2. Discusión de Resultados

Con respecto a los estudios previos de la tesis titulada "Análisis de los factores que intervienen en el fracaso de implantes dentales desde la perspectiva de residentes y docentes de la segunda especialidad de periodoncia e implantes de la Universidad Andina del Cusco 2015-2016" se puede expresar lo siguiente:

En lo referente a las características del huésped – antecedentes médicos estomatológicos tuvimos algunas coincidencias en enfermedades sobre las perspectivas de residentes y expertos como las enfermedades de periimplantitis, tabaquismo, bifosfonatos y diabetes.

Se ha determinado[52] que la periimplantitis es catalogada como la enfermedad que tiene más prevalencia en el fracaso de implantes dentales y así también lo ratificaron el grupo de estudio conformado por los expertos y residentes.

Lindhe en 1992[53] determino que las lesiones gingivales alrededor de los implantes son mucho más peligrosos que en los dientes, debido a que con mayor facilidad se extienden más apicalmente comprometiendo al hueso. Faggion en 2016[54] en una revisión sistemática y meta análisis determinaron que el 20% de pacientes tratados con implantes resultan con periimplantitis y pacientes con mucositis más del 60%, concluyendo que extraer piezas para colocar implantes no es siempre la mejor alternativa.

Otros Estudios clínicos [55, 56, 57] han determinado que la periimplantitis causa el fracaso y la pérdida del implante, y sus factores etiológicos son infección bacteria por presencia de biofilms, sobre carga oclusal, pacientes con poca encía queratinizada y con mala higiene, estos factores también fueron comentados por el grupo de los expertos.

Albrektsson, Canullo y Cochran en el consenso de Roma realizado en enero del 2016 dicen si la periimplantitis es una complicación de un cuerpo extraño o una enfermedad hecha por el hombre, concluyendo que es una complicación biológica multifactorial y en algunos casos hasta inevitable alrededor de los implantes.[58]

Está documentado que el consumo de cigarro tiene un efecto adverso en el tratamiento con implantes dentales[59] y así lo ratifican nuestro grupo de estudio, considerando el tabáquismo como un factor de riesgo para el fracaso de los implantes dentales. Lin el 2012 hizo un estudio retrospectivo donde concluyo que los pacientes fumadores presentan mayor riesgo de fracaso en la oseointegración comparado con pacientes que no fuman.[60] Crawford en 1993 menciono que el tabaquismo interfiere en la oseointegración y acelera la reabsorción ósea alrededor de los implantes, debido a que la nicotina produce vasoconstricción y retrasa la reparación ósea, además del constate ingreso de humo produce inflamación en los tejidos periimplantales.[61] Crawford años después determino que dejar de fumar después de la colocación de los implantes mejora el éxito de estos.[62]

Fumar está asociado a una pérdida significativa del nivel óseo marginal y tiene un efecto destructivo en los tejidos periimplantarios. Lemons y col. determinó que el fumar reduce la densidad ósea en el fémur, vertebras y hueso mandibular.[63] Bain en 1993 sugiere un protocolo quirúrgico para pacientes fumadores, donde dice que se debe dejar de fumar por completo 1 semana antes y 8 semanas después de la cirugía.[64] En una meta-análisis Bain en el 2002 concluye que un paciente que fuma 12 cigarrillos al día, no tiene un efecto significativo en la oseointegración de los implantes.[65]

Se sabe que los bifosfonatos son medicamentos antiresortivos que se utilizan en los casos de metástasis a hueso de cáncer de mama, próstata, pulmón y en el tratamiento de osteoporosis.[66] En la literatura se reporta casos  de necrosis de los maxilares asociado a terapia con bifosfonatos.[67] En el año 2002 la Federación Dental  Americana advirtió a las entidades médicas y odontológicas del riesgo de osteonecrosis en los pacientes tratados con bifosfonatos por vía endovenosa.[68] En otro estudio por Bell y Bell no observaron ninguna complicación asociada al uso de bifosfonatos orales[69].

La necrosis ósea de los maxilares puede suceder de forma espontánea, pero se ha registrado que está vinculada a procedimientos dentales invasivos que involucran el hueso.[70] Respecto a los implantes dentales, el riesgo de  osteonecrosis se puede dar por la colocación al ser un procedimiento que involucra exposición ósea.[71]

La ingesta de bifosfonatos en pacientes que tienen osteoporosis también fue considerada por los residentes y expertos como un factor de riesgo para el fracaso de implantes dentales.

La diabetes fue considerada por los residentes y expertos como un factor de riesgo para el fracaso de implantes dentales, pero los expertos especificaron en diabetes no tratados, la literatura dice que en pacientes diabéticos su proceso de  cicatrización se ve afectado por problemas en la respuesta inflamatoria.[72]

Un estudio en animales donde les incitaron a un cuadro de diabetes se encontró una reducción en el área de contacto óseo con las superficies del implante, al dar un tratamiento con insulina a estos animales, se observa un aumento en la formación ósea periimplantar.[72] Se ha reportado que los pacientes diabéticos controlados, son candidatos a la colocación de implantes, siempre que se mantenga una cobertura antibiótica.[73]

Seibert en 1983 dice que el hueso alveolar se reabsorbe tras la pérdida de un diente, dando como resultado una pérdida de volumen óseo vertical y/o horizontal, Partiendo de ese punto hace una clasificación a las deformidades de los rebordes alveolares considerando pérdida ósea en ancho como tipo I, perdida de altura tipo II y mixto tipo III.[74]

La literatura refiere que las dimensiones óseas mínimas para la colocación de implantes deben tener 6 mm de ancho y entre 7 y 10mm de altura. Esta medida constituye un margen de seguridad para la formación ósea y su futuro mantenimiento. También se determinó que el implante debe estar rodeado de por lo menos 1 mm de hueso para que tenga éxito en el tiempo.[75]

Un insuficiente volumen óseo resultará en una superficie del implante expuesta con consecuente mucositis, peri-implantitis, disminución del contacto hueso-implante aumentando el riesgo de fracaso del implante. Sin embargo, cuando el volumen óseo es inadecuado se practican diferentes técnicas quirúrgicas con la finalidad de  reconstruir el reborde óseo. Estas permiten  posteriormente la colocación de implantes. El injerto en bloque de hueso autólogo es una de las alternativas más utilizadas y ha demostrado resultados satisfactorios en el incremento horizontal del reborde óseo.[76]

Los dos grupos de estudio determinaron que la cantidad ósea es un factor de riesgo  para los implantes dentales, los residentes pusieron en primer lugar el tipo III de Seibert que involucra pérdida ósea en ancho y alto, esto discrepa con la opinión de los expertos que dicen que en esas condiciones ya no se coloca el implante sino primero se hace una regeneración ósea, para ellos el mayor  factor de riesgo seria el tipo I de Seibert que es perdida solo de ancho, donde sí se podría colocar el implante pero habría un riesgo de que se fracture la tabla ósea y llevarnos al fracaso. Los expertos aclaran que este tema de cantidad ósea se puede corregir haciendo antes una regeneración ósea usando injertos de tejido óseo, blando, membranas o mallas de titanio y así eliminar ese factor de riesgo.

Los dos grupos de estudios concordaron que la calidad tipo D4 tiene un factor de riesgo alto, debido a que es un hueso muy esponjoso de pobre calidad ósea. La literatura nos dice que a lo largo del tiempo han mejorado los protocolos clínicos y los diseños macro y microscópicos del implante que mejoran la pobre calidad ósea.[77]

Tatum en 1977, acuñó el término osteótomo y diseñó el primer kit quirúrgico, sin embargo; fue Summers en 1994 quien describió la técnica con osteótomos  y/o condensadores óseos, cuya técnica consiste en la introducción progresiva de los diversos condensadores de menor a mayor diámetro, hasta conseguir la  compresión ósea adecuada para la inserción del implante correspondiente.[78]

La densidad ósea como consecuencia del uso de condensadores favorecería la estabilidad primaria de los implantes insertados con esta técnica, sobre todo en el caso de hueso tipo 4 (zona posterior del maxilar superior). Además, La técnica con condensadores  presenta menos posibilidades de sobrecalentamiento del lecho óseo en comparación con el fresado clásico.[79]

La literatura reporta que el porcentaje de éxito de los implantes colocados en un hueso de pobre calidad ósea (D4) es más bajo comparado con las otras densidades.[80]

También los expertos aclararon que un hueso muy cortical como el tipo D1 puede tener un factor de riesgo debido a su pobre vascularización y ser un hueso muy duro. Lekholm y Zarb en 1985, Misch en 1990  hicieron una clasificación sobre la calidad ósea,[81, 82] donde determinaron que el hueso D1 se compone casi exclusivamente de hueso compacto homogéneo, tiene menos vasos sanguíneos que los otros tres tipos, por lo que depende más del periostio para su nutrición. El hueso cortical recibe en su tercio externo toda su irrigación arterial y venosa del periostio. Estas características del hueso D1 puede incrementar el riesgo de fracaso, para evitar esto se debe colocar los implantes con la fresa macho terraja haciendo rosca al lecho receptor.

La microflora de la cavidad bucal consiste en bacterias, levaduras, algunos hongos, micoplasma, protozoarios y virus. Cuando hablamos de placa bacteriana dental, el grupo bacteriano más alto encontrado es el de los cocos gram positivos, los bacilos largos y cortos gram positivos, bacterias filamentosas y levaduras; mientras que en menor proporción tenemos los cocos gram negativos y los bacilos gram negativos.[83] Todos estos microorganismos pueden producir una infección primaria durante la cirugía por lo que se debe  mantener una buena succión para aislar la incisión y el lecho de saliva y fluidos por  eso es importante una  pre y post administración de antisépticos orales[84] y antibióticos[85] para evitar una infección durante y al terminar el procedimiento quirúrgico, además educar al paciente en su correcta higiene bucal, para evitar contaminaciones postquirúrgicas.

Un antiséptico oral de elección indicado antes y después de la cirugía es la clorhexidina. Se ha estudiado el efecto del gluconato de clorhexidina al 0.12% en exodoncias de los terceros molares, para la prevención de alveolitis secas y se concluyó que en pacientes no fumadores y fumadores previno en un 56% la alveolitis en comparación con el grupo control en el que no usó clorhexidina.[86] En nuestro estudio los residentes y expertos concuerdan que es importante la bioseguridad para evita la contaminación y el fracaso de los implantes.

Los grupos de estudio determinaron que el sobrecalentamiento óseo sea por falta de irrigación o fresas sin filo produce un factor de riesgo alto para el fracaso de los implantes dentales. Cuando el hueso es sobrecalentado, el riesgo de fallo de implante aumenta significativamente.

Los implantes que fallan debido al trauma quirúrgico son rodeados de tejido conectivo fibroso o presentan una lesión apical. Según la literatura el sobrecalentamiento óseo puede ocasionar una patología periapical del implante que es proceso infeccioso o inflamatorio de los tejidos que rodean al ápice del implante, este aparece a las dos o tres primeras semanas tras la intervención por un fresado óseo demasiado agresivo produciendo el sobrecalentamiento del hueso. Esta patología periapical cursa con dolor intenso local y rarefacción radiográfica periapical, el tratamiento puede ser antibioterapia y/o retiro del implante.[87]

También hay que tener en cuenta el tiempo de fresado, a mayor tiempo de exposición mayor será la extensión de la necrosis y menor el umbral necesario para originarla. Eriksson y cols.[88] establecieron en 1984, que una temperatura de 47° durante 1 minuto o de 40°C por 7 minutos va producir necrosis del osteocitos y termocoagulación (desnaturalización de proteínas) por lo que no se va producir síntesis de calcio alcalino ni tampoco osteointegración.[89]

En el grupo de los expertos hubo una controversia algunos expertos dijeron que el sobrecalentamiento te va producir un fracaso temprano y otros va retardar el proceso de cicatrización pudiendo llegar a un fracaso tardío, la literatura determina esta diferencia por la temperatura alcanzada y el tiempo en el fresado óseo, a temperatura mayores de 48°C por más de 30 segundos va producir una necrosis que llevara al fracaso temprano del implante, en cambio si la temperatura oscila 40 a 42°C entre 2 a 3 minutos va ver un daño tisular que va retardar el proceso de cicatrización y podría llevar algunos casos a un fracaso.[90]

Por esa razón debe refrigerarse constantemente, con solución salina a temperatura baja, revisar cuidadosamente el tiempo de uso de la fresa, tanto en contacto con el hueso como si es posible su uso una sola vez y así asegurar que se cuente con el filo necesario para no dañar el tejido óseo.

Es muy importante el empleo de fresas con perfecto corte para disminuir lo más posible la fricción. Cuando se realiza un fresado óseo cuidadoso con fresas de buen corte, el daño al hueso es mínimo y no es un factor influyente en la necrosis ósea.

La irrigación externa es beneficiosa para el enfriamiento del hueso a nivel del hueso compacto y la interna para el esponjoso.[91] La confección del lecho quirúrgico se debe realizar de forma intermitente y con bastante irrigación.[92]

El grupo de residentes determino que la falta de estabilidad primaria puede produce esporádicamente un fracaso, a   diferencia de los expertos que dicen que si no hay estabilidad primaria si o si se producirá un fracaso. Los estudios nos determinan que la estabilidad del implante es el principal componente para el éxito del tratamiento.[93] La ausencia de movilidad de un implante no sólo es un criterio de evaluación de su estabilidad inicial, sino que es el signo clínico más utilizado para evaluar la osteointegración de un implante en función y por lo tanto su éxito o fracaso clínico.[94]

La estabilidad primaria[95] es una necesidad mecánica que evita el micromovimiento inicial previniendo así, la formación de una capa de tejido conectivo en la interfase hueso implante.[96]

Los factores que afectan la estabilidad primaria son la cantidad y calidad ósea, la técnica quirúrgica y el tipo de implante. Los expertos aclaran que estos factores se puede manejar con experiencia del clínico al usar nuevas técnicas quirúrgicas, con  nuevos diseños de implantes y con los nuevos kit quirúrgicos. La literatura dice que los clínicos utilizan la valoración táctil subjetiva de la densidad ósea para decidir sobre la profundidad y anchura de la osteotomía, el diseño del implante[97], el tiempo de cicatrización[98], el avellanado, la carga inmediata de los implantes[99], la utilización de las diferentes anchuras de la plataforma implantaría[100], de este modo se puede controlar estos factores que afectan la estabilidad primaria.

Los grupos de estudio determinaron que el fracaso por falla de fabricación de un implantes se presenta ocasionalmente o esporádicamente, los expertos consideran que el fracaso de un implante por fallas de fabricación se debe a una contaminación de la superficie del implante en los procesos de esterilización, de maquinado o empaquetado. La literatura reporta que la superficie de los implantes consta de una delgada capa de óxidos de titanio y su limpieza se considera un requisito indispensable para lograr la oseointegración[101]. En un estudio se analizó la composición química de la capa de óxido superficial encontraron varios elementos contaminantes[102]. La presencia de contaminantes en las superficies depende en gran medida de las condiciones de fabricación, mecanizado, temperatura, exposición al aire, lubricantes, esterilización, almacenamiento, embalaje y manipulación de los implantes. Todos estos procesos pueden potencialmente contaminar las superficies con sustancias orgánicas e inorgánicas.[103] El área contaminada cambia la composición de la capa de óxido, y a eso le sigue una reacción inflamatoria que tiene como resultado una formación de tejido de granulación.

El grupo de los expertos expreso que todos los implantes son de titanio y que el fracaso de estos más va depender de la habilidad del cirujano que del implante en sí, pero también comentaron sobre la variedad en el precio de los implantes, esto se debe a que los implantes más costosos tiene un respaldado de varios años de  estudios de investigación a diferencia de los otros implantes más baratos que solo copian los modelos, se dedican a fabricar, no hacen investigaciones y es escasa o nula la publicación de artículos científicos basados en evidencia que avalen su producto.

Los dos grupo de estudio determinaron que la oclusión es importante para el éxito de los implantes, y el trauma de oclusión es un  factor de riesgo para el fracaso de implantes. Los dientes con su membrana periodontal, son capaces de enfrentar el estrés mejor que los implantes. Misch y col. indican que las cargas oclusales excesivas es un factor etiológico de la pérdida temprana de hueso crestal, fracturas de componentes protésicos y fracaso de los implantes, esto nos debe llevar a que el odontólogo desarrolle un plan de tratamiento capaz de reducir los factores de fuerza[104].

Koyano y col. hicieron una revisión bibliográfica donde concluyen que las prótesis sobre implantes deben ser rehabilitadas con una oclusión orgánica, donde los dientes posteriores protegen a los anteriores y viceversa, donde funcione la guía anterior, sin presencia de interferencias oclusales en céntrica ni excéntricas, distribución de cargas a lo largo del eje axial de los implantes,  reducción de tablas oclusales,  evitar cantiléver con implantes y usar siempre guardas oclusales. Todo esto reducirá el riesgo de fracaso de los implantes desde el punto de vista del factor oclusal[38].

El grupo de residentes determino que la falta de asentamiento pasivo puede produce esporádicamente un fracaso, a  diferencia de los expertos que dicen que si no hay ajuste pasivo se producirá una complicación como desajuste de tornillos, fractura de tornillos, fracturas de prótesis y llegar al fracaso del implante. La literatura reporta[105] que no es posible una adaptación pasiva exacta, incluso las técnicas asistidas por ordenador no ofrecen una pasividad verdadera, esto es un desafío para el clínico ya que la agudeza visual humana se sitúa en torno a las 60 micras[106], por lo que este requisito debe estar dentro de los rangos de desadaptación aceptables. Los ajustes clínicamente aceptados para las restauraciones de prótesis sobre implantes según los diferentes autores consultados[107], oscilando en la mayoría de los casos entre las 25 y las 129 μm con un promedio de alrededor de 70 µm. Para otros autores como Löfstrom[108], Franson[109], admiten desajustes de hasta 150 µm.

Torsello y col. [110] en un estudio comparativo encontraron diferencias en las distintas técnicas de elaboración de infraestructuras, observándose valores de desadaptación entre 78 µm para la técnica del colado de metal, 33 µm para la soldadura laser directa de barras de titanio prefabricadas y 27 µm para el mecanizado industrial, siempre que se realice una técnica de transferencia adecuada.

La fabricación de las prótesis sobre implante requiere de procedimientos clínicos y de laboratorio que deben ser muy precisos. La falta de ajuste pasivo de la prótesis puede ocurrir durante la toma de impresión, durante la fabricación del modelo definitivo, durante la elaboración del patrón de cera, durante el revestimiento o procedimientos de colado y durante la cocción de la porcelana.[111]

Al no tener un ajuste pasivo de la prótesis sobre implantes va traer consigo las complicaciones como pérdida del hueso y desarrollo de la microflora en el gap entre el implante y el pilar (complicaciones biológicas) y aflojamiento o fractura del tornillo y fractura del implante (complicaciones protésicas).[105] Por eso la necesidad de la elaboración de superestructuras con ajuste pasivo.[112]

Todos estos factores nos van a llevar a un patología que es el encapsulamiento fibroso del implante con pérdida gradual del hueso que va desencadenar en el fracaso del implante dental. Diagnosticar esta patología es muy importante y para poder diagnosticar debemos de conocer lo normal, es decir la fisiología de la reparación ósea cuando se coloca un implante dental, este término es conocido como "Biología de la Oseointegración". Este proceso empieza al hacer el lecho quirúrgico para colocar el implante lo cual va a provocar un trauma a nivel óseo y una lesión vascular lo que desencadenara una serie de eventos celulares y moleculares como resultado de la osteotomía.

Producto de este daño vascular la reacción inicial a nivel de la interface hueso/implante involucrara la liberación de células sanguíneas y aminas vasoactivas como la histamina y serotonina, lo cual permitirá la formación de coagulo de fibrina y posterior aparición de macrófagos que se encargaran del desbridamiento o limpieza de la herida. Posteriormente se dará la organización y reemplazo del coagulo sanguíneo por un tejido de granulación el cual será subsecuentemente reemplazado por un callo fibroso o matriz provisional esta a su vez será reemplazada más tarde por sustancia osteoide, hueso primario, secundario o maduro[113].

Los procesos biológicos a través de la unión hueso implante son iniciados en el momento de que el implante es insertado en el lecho implantarío. Inicialmente se va formar un hematoma el cual es una fuente de moléculas señalizadoras las cuales son liberadas desde las plaquetas y células inflamatorias. Estas moléculas señalizadoras regularan y estimularan a las células mesénquimales "la Angiogénesis y la Quimiotaxis"[114]. Las moléculas más importantes son las citoquinas tales como la interleucina 1 y 6; los factores de crecimiento como factor transformador de crecimiento beta, factor de crecimiento derivado de plaquetas, factor de crecimiento similar a la insulina junto a las proteínas formogenéticas óseas.

Las moléculas de matriz extracelular también juegan un rol importante en el proceso de reparación, estas se unirán a la superficie del implante pudiendo estimular la quimiotaxis y mejorar la unión celular a la superficie del implante. La formación ósea entonces será el resultado de todas estas múltiples interacciones mencionadas.

Se sabe que el titanio interactúa con los fluidos biológicos a través de una estable capa de óxido las cuales forman la biología para su excepcional biocompatibilidad. Cuando el titanio entra en contacto con el aire forma inmediatamente una gruesa capa de óxido que alcanza un espesor de 2 a 10 nanómetros por segundo y provee resistencia a la corrosión. Las células no se unen directamente a la superficie del implante pero si a las glicoproteínas que son absorbidas hacia la superficie y que se relacionan con la capa de óxido de titanio, además se ha demostrado la existencia de una capa amorfa de proteoglicanos y colágeno desmineralizado entre el hueso y la superficie del implante variando esta su espesor de 40 a 400 nanómetros así mismo se ha encontrado un gran número de proteínas adhesivas involucradas en los mecanismos de adhesión celular y que participan en los mecanismo de unión célula a célula y célula a la matriz intercelular[115].

Davies en su trabajo menciona la existencia de 2 procesos por el cual se forman tejido óseo alrededor de los implantes una vez instalados[116]. Osteogénesis a distancia: por el cual se formara tejido óseo desde la superficie ósea del lecho periimplantario hacia la superficie del implante dental "formación de tejido óseo de tipo centrípeta". Osteogénesis de contacto: en este proceso es que la formación ósea se dará desde la superficie del implante hacia la pared del lecho periimplantario es decir la formación ósea será de tipo centrifuga y la aposición ósea tendrá relación con la presencia de la capa amorfa de proteoglicanos y glicoproteínas ubicadas en la superficie del implante.

**CONCLUSIONES**

Con base a los hallazgos encontrados en este estudio, se concluye que:

Primero: Según las expectativas de los residentes y docentes de la Segunda especialidad de periodoncia e implantes de la UAC son múltiples los factores que interviene el en fracaso de los implantes dentales; como el factor huésped, factor técnica quirúrgica, factor implante dental y el factor prótesis.

Segundo: En cuanto al factor huésped se encontró que para los docentes la periimplantitis es un factor de riesgo alto y la ingesta de bifosfonatos para los residentes, también se observó que los residentes y docentes concuerdan que el cantidad de hueso y la calidad tipo D4 son factores de alto riesgo para el fracaso de los implantes dentales.

Tercero: Sobre el factor técnica quirúrgica tanto para los docentes y residentes se encontró que el sobrecalentamiento óseo y la contaminación por falta de bioseguridad son los factores de mayor riesgo para el fracaso de los implantes dentales a excepción de la estabilidad primaria que para los docentes es un factor de alto riesgo y no para los residentes.

Cuarto: Concerniente al factor implante dental los docentes y residentes concuerdan que el fracaso por falla de fabricación del implante es un factor poco probable de encontrar.

Quinto: Referente al factor prótesis dental los docentes y residentes concuerdan que el trauma de oclusión es un factor de alto riesgo para el fracaso de  los implantes dentales, a excepción del ajuste pasivo que para los docentes es otro factor importante para el fracaso de los implantes y no para los residentes.

**RECOMENDACIONES**

Con base a las expectativas vertidas por los residentes y expertos encuestados en esta investigación, se recomienda:

1. Realizar más estudios que recaben las expectativas y experiencias de más profesionales dedicados a la implantología dental, esto se realizará con  estudios retrospectivos teniendo como base de datos las historias clínicas de sus centros odontológicos, clínicas dentales o centros asistenciales docentes de  Facultades  de Estomatología.

2. Al profesional dedicado a la colocación de implantes dentales, que cumpla con todos los procedimientos del diagnóstico especializado para poder identificar algún antecedente médico-estomatológico que contraindique la colocación de los implantes dentales. Esto se realizará con un trabajo multidisciplinario, donde trabajen varias especialidades como el Radiólogo, Periodoncista – Cirujano - Implantólogo y el Rehabilitador Oral, desde el diagnóstico, tratamiento y mantenimiento.

3. El profesional debe estar bien capacitado para poder colocar los implantes dentales y poder hacer un plan de tratamiento adecuado para cada caso clínico, esto se logrará cuando el residente de la especialidad desarrolle el mayor número de casos clínicos además se actualice con cursos clínicos en el área de Implantología oral.

4. Tomar en consideración el buen funcionamiento del instrumental rotatorio, de la irrigación y el filo de las fresas luego de tiempo de uso o defectos de fabricación para así evitar el sobrecalentamiento de hueso durante el proceso quirúrgico.

5. Instruir al paciente sobre los cuidados de su higiene bucal y sus visitas al odontólogo, este procedimiento se logrará concientizando al paciente a lo largo de todas las citas del tratamiento y mantenimiento.

# REFERENCIAS BIBLIOGRAFICAS

1. Málaga L. Periodoncia e Implantes 2016 [Internet]. Lima – Perú. Disponible en: http://www.upch.edu.pe/faest/periodoncia-e-implantes-esp

2. Moreno J. Diccionario de términos odontológicos [Internet]. España. Disponible en: http://www.clinicadentaltrigemino.es/recursos/diccionario

3. Arquero P. Glosario de cirugía bucal y maxilofacial [Internet]. Madrid – España. Disponible en: http://www.cirugiabucalymaxilofacial.com/18_glosario.html#l

4. Wikipedia. Implante dental [Internet]. Disponible en: https://es.wikipedia.org/wiki/implante_dental

5. Lindhe Jan, Lang Niklaus, Karring Thorkild, editores. Periodontologia Clínica E Implantología Odontológica. 5ta edición tomo 2. Editorial Médica Panamericana; 2008. pág. 634-636

6. Rillo A. Aproximación ontológica al sentido originario de la salud desde la hermenéutica filosófica. Scielo Cuba [Revista en línea]. 2008. Disponible en: http://scielo.sld.cu/pdf/hmc/v8n1/hmc020108.pdf

7. Vattimo G. Introducción a Heidegger. 4ta. Ed. Barcelona: Editorial Gedisa; 2002.

8. García J. Medicina y sociedad las corrientes de pensamiento en el campo de la salud. Educ méd salud [Revista en línea]. 1983; 17(4). Disponible en: http://www.unla.edu.ar/documentos/institutos/isco/cedops/libro1a28.pdf

9. Entralgo L. Enfermedad y pecado.1a ed. Barcelona: Ediciones Toray; 1961.

10. Código de ética y deontología del Colegio Odontológico del Perú. [Internet]. 1a ed. Lima: 2010. Disponible en: http://www.cop.org.pe/pdf/codigo_de_etica_y_deontologia.pdf

11. Siurana JC. Los principios de la bioética y el surgimiento de una bioética intercultural. Veritas. 2010;(22):121-157.

12. Departamento de Estomatología Facultad de Medicina y odontología

Universidad De Santiago De Compostela. [Internet]. Santiago de Compostela: 2014. Disponible en: https://dspace.usc.es/bitstream/10347/11519/1/rep_703.pdf

13. López F. Asociación entre Lesión Periapical y Fracaso del Implante, Estudio Descriptivo. [tesis doctoral]. Murcia: Universidad De Murcia, Facultad de Medicina: 2013. Disponible en: https://digitum.um.es/xmlui/bitstream/10201/37408/1/Asociacion%20e ntre%20Lesion%20Periapical%20y%20Fracaso%20del%20Implante%2c %20E.pdf

14. Oviedo P. Factores de riesgo para el fracaso de implantes dentales osteointegrados en la fase quirúrgica. [tesis doctoral]. La Habana: Universidad de Ciencias Médicas de la Habana, Facultad de Estomatología de Santiago de La Habana: 2012. Disponible en: http://tesis.repo.sld.cu/523/1/OviedoPP.pdf

15. Cervantes M. Distintos niveles de coeficiente de estabilidad del implante en distintos periodos de la osteointegración. [tesis doctoral]. Madrid: Universidad De Alcalá De Henares, Facultad De Medicina Departamento De Especialidades Médicas: 2012. Disponible en: http://dspace.uah.es/dspace/handle/10017/17120

16. Vasallo J. Análisis de los factores de riesgo para la osteointegración en implantes dentales. Estudio retrospectivo. [tesis doctoral]. Madrid: Universidad Rey Juan Carlos De Madrid, Facultad De Ciencias De La Salud, Departamento De Estomatología: 2011. Disponible en: https://eciencia.urjc.es/bitstream/handle/10115/11402/TESIS%20DO CTORAL%20Fco%20Javier%20Vasallo%20Torres.pdf?sequence=1&isAl lowed=y

17. Quesada M. Factores que influyen en la estabilidad de implantes dentales medida con el análisis de frecuencia de resonancia. [tesis doctoral]. Granada: Universidad de Granada, Facultad de Odontología: 2010. Disponible en: http://hera.ugr.es/tesisugr/18835673.pdf

18. Costa da A. Analise das intercorrências e complicações interferentes na instalação e perda primária dos implantes dentais ostointegráveis – um

estudo retrospectivo. [Resumo tese doutorado]. São Paulo: Universidade de São Paulo, Faculdade de Odontologia: 2008. Disponible en: http://www.teses.usp.br/teses/disponiveis/23/23149/tde-28042009-122238/pt-br.php

19. Branemark PI, Hansson BO, Adell R, Breine U, Lindstrom J, Hallen O, Ohman A. Osseointegrated implants in the treatment of the edentulous jaw. Experience from a 10-year period. Scand J Plast Reconstr Surg. 1977;11(16):1-132.

20. Schroeder A, Buser D, Sutter F, Buser D, Krekeler G, Schroeder A. Stich T. editors. Oral Implantology Basics, ITI Hollow Cylinder System. New York: Thieme; 1995. p. 80-111.

21. Zarb G, Albrektsson T. Osseointegration- a requiem for periodontal ligament [editorial].International Journal of Periodontology and Restorative Dentistry.1991:88-91.

22. Abrahamsson I, Berglundh T, Linder E, Lang NP, Lindhe J. Early bone formation adjacent to rough and turned endosseous implant surfaces. An experimental study in the dog. Clin Oral Implants Res. 2004;15(4):381-92.

23. Raghavendra S, Wood MC. Taylor TD. Early Wound Healing Around Endosseous Implants: A Review of the Literature. International Journal of Oral & Maxillofacial Implants. 2005;20(3):425-431.

24. Asaadi G. Impact of local and systemic factors on the incidence of late oral implant loss. Clin. Oral Impl. Res. 2008;19:670–676.

25. Asaadi G. Impact of local and systemic factors on the incidence of failures up to abutment connection with modified surface oral implants.J Clin Periodontol. 2008;35: 51–57.

26. Arguedas V. Alfaro E., Condiciones y tratamientos sistémicos como riesgo para la terapia con implantes dentales [Internet], Publicación Científica Facultad de Odontología. 2013;15:61-68. Disponible en: http://www.fodo.ucr.ac.cr/sites/default/files/revista/Condiciones%20y%20tratamientos%20sist%C3%A9micos%20como%20riesgo%20para%20la%20terapia%20con%20implantes%20dentales.pdf

27. Arshad A. Implant Rehabilitation of Irradiated Jaws: A Preliminary Report.

JOMI. 1997;12(4):523 - 526

28. Nabil S..Incidence and prevention of osteoradionecrosis after dental extraction in irradiated patients: a systematic review. Int. J. Oral Maxillofac. Surg. 2011;40:229–243.

29. Kwon YD.. Retrospective study of two biochemical markers for the risk assessment of oral bisphosphonaterelated osteonecrosis of the jaws: can they be utilized as risk markers? Clin Oral Implants Res. 2011;22: 30-37.

30. Park J. Bone healing at a failed implant site in a type II diabetic patient: clinical and histologic evaluations: A case report. Oral Implantol. 2007;33:28-32.

31. Pérez O. Sobredentaduras en pacientes geriátricos. La Habana: Cámara Cubana del Libro; 2004.

32. Crawford A.. Smoking and Implant Failure— Benefits of a Smoking Cessation Protocol. JOMI. 1996;756-759.

33. Erdogan O, Shafer D, Taxel P, Freilich M.A review of the association between osteoporosis and alveolar ridge augmentation. Oral Surg Oral Med Oral Pathol Oral Radiol Endod. 2007;104:738-13

34. Velasco E, Pato J, López J, Poyato M, Lorrio JM. La cirugía guiada y carga inmediata en implantología oral. Consideraciones oclusales y prostodoncicas. Rev Esp Odontoestomatologica de Implantes. 2008;16:221-8.

35. Merheb J, Coucke W, Jacobs R, Naert I, Quirynen M. Influence of bony defects on implant stability. Clin. Oral Impl. Res. 2010;21: 919-23.

36. Mesa F, Murioz R, Noguerol B, Luna J, Galindo G, O'Valle F.Multivariate study of factors influencing primary dental implant stability. Clin. Oral Impl. Res.2008;19:196-200.

37. Heitz-Mayfield L, Huunh Ba. History of treated periodontitis and smoking as risks for implant therapy. Int J Oral Maxillofac Implants. 2009;24:39-68.

38. Koyano K, Esaki D. Review Occlusion on oral implants: current clinical guidelines. J Oral Rehabil. 2015;42(2):153-61

39. Schnittman Pa, Schulman Lb. Recommendations of the consensus

development conference on dental implants. J Am Dent Assoc. 1979;98:373-377.

40. Cranin An, Silverbrandh SJ. The requeriments of dental implants. En: Smith DC, Williams DF, Editors. Biocompatibility of dental materials. Boca Raton Fl:CRC Press. 1982;92-102.

41. Mckinney RV, Koth DC, Steflik DE. Clinical standars for dental implants. En: Clark JW editor. Clinical Dentistry. Harperstown, PA: GHarper and Row; 1984; p. 27-41.

42. Albrektsson T, Zarb GA, Worthington P. The long term efficacy of currently used dental implants: A review and Proposed criteria of success. Int J Oral Maxillofac Implants. 1986;1:1-25.

43. Smith D, Zarb G. Criteria for success of osseointegrated endosseus implants. Oral Surg, Oral Patho. 1989;62:567-72.

44. Real Academia Española. Diccionario de la lengua española. Fracaso: De Fracasar [Internet]. Disponible en: http://dle.rae.es/?id=ILxbAAO

45. Glosario de Cirugía Bucal y Maxilofacial, Implantes Dentales [Internet].                                    Disponible en: http://www.cirugiabucalymaxilofacial.com/18_glosario.html

46. Lang N, Wilson T, Corbet E. Biological complications with dental implants: their prevention, diagnosis and treatment. Clin Oral Implants Res. 2000;11(1):146-55

47. Brånemark PI, Zarb GA, Albrektsson T (eds). Tissu-Integrated Prostheses: Osseointegration in Clinical Dentistry. Chicago: Quintessence. 1985 .

48. Medicopedia, el diccionario medico interactivo. Osteogénesis: [Internet]. Disponible en: http://www.portalesmedicos.com/diccionario_medico/index.php/Osteo genesis

49. García M, Cabezas J, Gallego D, Torres D. Diagnóstico y tratamiento de las periimplantitis. Actualización en el diagnóstico clínico y en el tratamiento de las Periimplantitis. Av Periodon Implantol. 2004;16(1):9-18.

50. Bunge M. La Investigación Científica: Su Estrategia y su Filosofía. México: Siglo XXI; 2000.

51. Hernández R, Fernández C, Baptista M, editores. Metodología de la Investigación. 6a ed. México: McGraw-Hill/Interamericana Editores S.A.; 2014.

52. Gurgel BC, Montenegro SC, Dantas PM, Pascoal AL, Lima KC, Calderon PD. Frequency of peri-implant diseases and associated factors. Clin Oral Implants Res. 2016;24.

53. Berglundh T, Lindhe J, Marinello C, Ericsson Y, Liljenberg B. Solí tissuc reaclion lo de novo plaque formation al Implanta and teeth. Clin Oral Implante Res. 1992;3:1-8

54. C. M. Faggion Jr. Commentary Do we need more dental implants?. J of Oral Rehabilitation. 2016;43(6):20.

55. Van Steenberge D, Klinge B, Linden U, Quirynen M, Herramann I, Garpland C. Periodontal indices Around natural titanium abutments: A longitudinal multicenter study. J Periodontol. 1993;64(6):538-41.

56. Weyant RJ, Burt BA. An assessment of survival rates and within patient clustering of failures for endosseous oral implants. J Dent Res. 1993; 72(1):2-8.

57. Hickey J, O'Neal R, Scheidt M, Strong SL, Turgeon D, Van Dyke TE. Microbiologic characterization of ligature-induced periimplantitis in the microswine model. J Periodontol. 1991;62(9):548-53.

58. Albrektsson T, Canullo L, Cochran D, De Bruyn H. "Peri-Implantitis": A Complication of a Foreign Body or a Man-Made "Disease". Facts and Fiction. Clin Implant Dent Relat Res. 2016;18(4):840-9.

59. Lambert PM, Morris HF, Ochi S,. The influence of smoking on 3-year clinical success of osseointegrated dental implants. Annals of Periodontology. 2000;5:79-89.

60. Lin T. The effect of cigarette smoking and native bone height on dental implants placed immediately in sinuses grafted by hydraulic condensation. Int J Periodontics Restorative Dent. 2012;32:255–261.

61. Crawford A. The association between the failure of dental implants and cigarette smoking. JOMI. 1993;609-615.

62. Crawford A. Smoking and implant failure—benefits of a smoking cessation protocol. JOMI. 1996;756-759

63. Lemons JE, Laskin DM, Roberts WE,. Changes in patient screening for a clinical study of dental implants after increased awareness of tobacco use as a risk factor. Journal of Oral and Maxillofacial Surgery. 1997;55(12):72-5.

64. Bain CA, Moy PK,. The association between the failure of dental implants and cigarette smoking. International Journal of Oral and Maxillofacial Implants. 1993;8:609-15

65. Bain CA, Weng D, Meltzer A, Kohles SS, Stach RM,. A meta-analysis evaluating the risk for implant failure in patients who smoke. Compendium of Continuing Education In Dentistry. 2002;23:695-9.

66. Landesberg R .. Alternative indications for bisphosphonate therapy. J Oral Maxillofac Surg. 2009;67(5):27-34.

67. Ruggiero SL. Osteonecrosis of the jaws associated with the use of bisphosphonates: a review of 63 cases. J Oral Maxillofac Surg. 2004;62(5):527-34.

68. Serra MP, Llorca CS, Donat FJ. Oral implants in patients receiving bisphosphonates: A review and update. Med Oral Patol Oral Cir Bucal 2008;13:755-60.

69. Bell BM, Bell RE. Oral bisphosphonates and dental implants: A retrospective study. J Oral Maxillofac Surg. 2008;66:1022-4.

70. Ruggiero SL. American Association of Oral and Maxillofacial Surgeons position paper on bisphosphonate-related osteonecrosis of the jaws 2009 update. J Oral Maxillofac Surg. 2009;67(5):2-12.

71. Mavrokokki T. Nature and frequency of bisphosphonate-associated osteonecrosis of the jaws in Australia. J Oral Maxillofac Surg. 2007;65(3):415-23.

72. McCracken M, Lemons JE. Bone response to titanium alloy implants placed in diabetic rats. Int J Oral Maxillofac Implants. 2000;15:345–354.

73. Fiorellini JP. A retrospec- tive study of dental implants in diabetic patients. Int J Peri- odontics Restorative Dent. 2000;20:366–373

74. Seibert JS, Salama H. Alveolar ridge preservation and reconstruction. Periodontol 2000. 1996;11:69–84.

75. Adell R, Eriksson B, Lekholm U, Branemark P-I, Jemt T. A long-term follow-up study of osseointegrated implants in the treatment of totally edentulous jaws Int J Oral Maxillofac Implants. 1990; 5: 347–359.

76. Misc h C, Misch C, Resnik R, Ismail Y. Reconstruction of maxillary alveolar defects with mandibular symphysis grafts for dental implants: A preliminary procedural report. Int J Oral Maxillofac Implants. 1992;7:360-366.

77. Albrektsson T, Wennerberg A. The impact of oral implants. Past and future, 1966-2042. J Can Dent Assoc 2005; 71: 327-327d.

78. Tatum H. Maxillary and sinus implant reconstructions. Dent Clin North Am. 1986;30:209-229

79. Nkenke E, Kloss F, Wiltfang J, Schultze-Mosgau S, Radespiel-Tröger M, Loos K, Neukan FW. Histomorphometric and fluorescence Microscopic analysis of bone remodeling after instalaltion of implants using an osteotome technique. Clin Oral Impl Res. 2002; 13:595-602.

80. Faus V. Cresta ósea fina en el maxilar superior. Técnica quirúrgica de dilatación ósea. Rev Esp Odontoestomatol Implant. 1994; 4:195-202.

81. Lekholm U, Zarb GA, Albrektsson T. Patient selection and preparation. Tissue integrated prostheses. Chicago: Quintessence Publishing Co. Inc. 1985;199-209

82. Misch CE. Density of bone: effect on treatment plans, surgical approach, healing, and progressive boen loading. Int J Oral Implantol. 1990;6(2):23-31.

83. Nolte A. Microbiología Odontológica. 4a ed. México: Editorial Interamericana; 1986.

84. Gay C. Berini L. Cirugía bucal. Madrid: Ediciones Ergon S. A.; 1999.

85. Esposito M, Cannizzaro G, Bozzoli P, Consolo U, Felice P, Ferri V, et al. Efficacy of prophylactic antibiotics for dental implants: A multicenter

placebo-controlled randomized Clinical  trial. Eur J Oral Implantol. 2008;1:23–31.

86. Torres D. Infante P. Gutiérrez J. Gel de clorhexidina intra alveolar en la prevención de la alveolitis tras la extracción de terceros molares inferiores. Estudio piloto. Medicina Oral, Patología Oral y Cirugía Bucal. 2006;11(2)

87. Piattelli A, Scarano A, Balleri P, Favero GA. Clinical and histologic evaluation of anactive "implant periapical lesion": a case report. Int J Oral Maxillofac Implants. 1998;13:713-6.

88. Eriksson, AR; Albrektsson, T, y Albrektsson, B: Heat caused by drilling cortical bone. Temperature measured in vivo in patiens and animals. Acta Orthop Scand. 1984;55: 629-631.

89. Wächter, R, y Stoll, P: «Increase of temperature during osteotomy. In vitro and in vivo investigations». Int J Oral Maxillofac Surg. 1991;20:245-249

90. Cole, JD: The vascular response of bone to internal fixation. En: Browner BD (Ed). The science and practice of intramedullary nailing (2.Ed). Williams & Wilkins- 1996;43-69.

91. Harvey, C. E.; Emily, P. P.: Function, Formation and Anatomy of Oral Structures in Carnivores. Small Animal Dentistry. 1993; 213-265.

92. Gross, M.; Laufer, B. Z.; Ormianar, Z. An investigation on heat transfer to the implant-bone intertace due to abutment preparation with high-speed cutting instruments. Int J Oral Maxillofac Implants. 1995;10(2):207-212.

93. Adell R. Long-term treatment results. En: Branemark P-I, Zarb GA, Albrektsson T. Tissue-Integrated Prostheses. Chicago: Quintessence, 1985:175-186.

94. Lazzara, R. J., Porter, S. S., Testori, T., Galant, J., Zetterqvist, L. A prospective multicenter study evaluating loading of osseotite implants two months after placement: Oneyear results. Journal of Esthetic Dentistry (Canada). 1998;10:280-289.

95. Martínez-González JM, Cano J, Campo J, Martínez-González MJS, García-Sabán F. Diseño de los implantes dentales: Estado actual. Av Periodon Implanol. 2008;14(3):129-36.

96. Lioubavina-Hack N, Lang NP, Karring T. Significance of primary stability for osseointegration of dental implants. Clin Oral Implants Res. 2006;17(3):24450.

97. Morris HF, Ochi S. The influence of implant design, application, and site on clinical performance and crestal bone: a multicenter, multidisciplinary clinical study. Dental Implant Clinical Research Group (Planning Committee). Implant Dent. 1992;1(1):49-55.

98. Misch CE. Density of bone: effect on treatment plans, surgical approach, healing, and progressive bone loading. Int J Oral Implantol. 1990;6(2):23-31.

99. Tarnow DP, Emtiaz S, Classi A. Immediate loading of threaded implants at stage 1 in edentulous arches: ten consecutive case reports with 1to 5-year data. Int J Oral Maxillofac Implants. 1997;12(3):319-324.

100. Hürzeler M, Fickl S, Zuhr O, Wachtel HC. Peri-implant bone level Around implants with platform-switched abutments: preliminary data from a prospective study. J Oral Maxillofac Surg. 2007;65(7):33-39.

101. Larsson C, Thomsen P, Aronsson BO, Rodahl M, Lausmaa J, Kasemo B, Ericson LE. Bone response to surface-modified titanium implants: studies on the early tissue response to machined and electropolished implants with different oxide thicknesses. Biomaterials. 1996;17(6):605-16.

102. Orsini G, Assenza B, Scarano A, Piattelli M, Piattelli A. Surface analysis of machined versus sandblasted and acid-etched titanium implants. Int J Oral Maxillofac Implants. 2000;15(6):779-84.

103. Lausmaa J. Surface spectroscopic characterization of titanium implant materials. J Electr Spectr Rel Phen. 1996;81:343–61.

104. Misch C, Palattella A. El bruxismo y su efecto en los planes de tratamiento de implantes. [Monografía en internet]. Ciencia & Investigación Dental Tribune Spanish Edition. p. 4-7. Disponible

en www.dental-tribune.com/printarchive/download/document/.../dt_es_0406_0407.pdf

105. Kan JY, Rungcharassaeng K, Bohsali K, Goodacre CJ, Lang BR. Clinical methods for evaluating implant framework fi t. J Prosthet Dent. 1999;81(1):7-13.

106. Saito T. Preparos dentais funcionais em prótese fixa. São Paulo: Quintessence, 1989.

107. Suárez MJ, Pradíes GJ, Salido MP, Lozano JF. Estudio comparativo in vitro sobre el ajuste marginal con diferentes cementos. Rev Int Prot Estomatol. 2002;4:217-22.

108. Löfstrom LH, Barakat MM. Scanning electron microscopic evaluation of clinically cemented cast gold restorations. J Prosthet Dent. 1989;61:664-9.

109. Franson B, Oilo G, Gjeitanger R. The fit of metal-ceramic crowns. A clinical study. Dent Mater. 1985;1:169-74.

110. Torsello F, di Torresanto, VM, Ercoli C, Cordaro L. Evaluation of the marginal precision of one-piece complete arch titanium frameworks fabricated using five different methods for implant-supported restorations. Clin Oral Implants Res. 2008;19(8):772-9.

111. Michalakis KX, Hirayama H, Garefis PD. Cemented-retained versus screw-reteined implant restorations: a critical review. Int J Oral Maxillofac Implants. 2003;18(5):719-28.

112. Arita C. Prótese sobre implantes no segmento posterior. Rev Implant News. 2006; 3(4):336-43.

113. Shubaye V, Branemark R, Steinauer J, Myers R. Titanium implants induce expression of matrix metalloproteinases in bone during osseointegration. Journal of Rehabilitation Research & de velopment. 2004;41(6):757-766.

114. Sternlicht MD, Werb Z. How matrix metalloproteinases regulate cell behavior. Annu Rev Cell De v Biol. 2001;17:463-16.

115. Sykaras NI. Anthony M. Marker VA. Triplett RG. Woody RD. Implant Materials, Designs, and Surface Topographies: Their Effect on

Osseointegration. A Literature Review. International Journal of Oral & Maxillofacial Implants. 2000;15(5):675-690.

116. Davies, J.E. Mechanisms of Endosseous Integration. Int J Prosthodont, 1998;11:391-401

# ANEXOS

# Anexo 1: Matriz de Consistencia

| TITULO DEL PLAN DE TESIS | PROBLEMA | OBJETIVOS | HIPÓTESIS | VARIABLES | METODOLOGÍA DE LA INVESTIGACIÓN |
|---|---|---|---|---|---|
| ANÁLISIS DE LOS FACTORES QUE INTERVIENEN EN EL FRACASO DE IMPLANTES DENTALES DESDE LA PERSPECTIVA DE RESIDENTES Y DOCENTES DE LA 2DA ESPECIALIDAD DE PERIODONCIA E IMPLANTES DE LA UNIVERSIDAD ANDINA DEL CUSCO 2015-2016 | **Problema principal**<br>¿Cuáles son los factores de riesgo que intervienen en el fracaso de los implantes dentales desde la perspectiva de residentes y docentes de la 2da especialidad de Periodoncia e Implantes de la Universidad Andina del Cusco 2015-2016?<br><br>**Problemas secundarios**<br>¿Cómo interviene el factor huésped en el fracaso de los implantes dentales desde la perspectiva de residentes y docentes de la 2da especialidad de Periodoncia e Implantes de la Universidad Andina del Cusco 2015-2016?<br><br>¿Cómo interviene el factor Técnica quirúrgica en el fracaso de los implantes dentales desde la perspectiva de residentes y docentes de la 2da especialidad de Periodoncia e Implantes de la Universidad Andina del Cusco 2015-2016?<br><br>¿Cómo interviene el factor Implante en el fracaso de los implantes dentales desde la perspectiva de residentes y docentes de la 2da especialidad de Periodoncia e Implantes de la Universidad Andina del Cusco 2015-2016?<br><br>¿Cómo interviene el factor prótesis en el fracaso de los implantes dentales desde la perspectiva de | **Objetivo principal**<br>Identificar los factores de riesgo que intervienen en el fracaso de los implantes dentales desde la perspectiva de residentes y docentes de la 2da especialidad de Periodoncia e Implantes de la Universidad Andina del Cusco 2015-2016<br><br>**Objetivos secundarios**<br>Evidenciar o describir cómo interviene el factor huésped en el fracaso de los implantes dentales desde la perspectiva de residentes y docentes de la 2da especialidad de Periodoncia e Implantes de la Universidad Andina del Cusco 2015-2016<br><br>Comprobar o detallar cómo interviene el factor Técnica quirúrgica en el fracaso de los implantes dentales desde la perspectiva de residentes y docentes de la 2da especialidad de Periodoncia e Implantes de la Universidad Andina del Cusco 2015-2016<br><br>Evidenciar o describir cómo interviene el factor Implante en el fracaso de los implantes dentales desde la perspectiva de residentes y docentes de la 2da especialidad de Periodoncia e Implantes de la Universidad Andina del Cusco 2015-2016<br><br>Comprender o entender Cómo interviene el factor prótesis en el fracaso de los implantes dentales desde la perspectiva de residentes y | **Hipótesis general**<br>Los factores que intervienen en el fracaso de los implantes dentales desde la perspectiva de residentes y docentes de la 2da especialidad de Periodoncia e Implantes de la Universidad Andina del Cusco 2015-2016 son factor huésped, factor técnica quirúrgica, factor implante y factor prótesis.<br><br>**Hipótesis Secundarias**<br>El factor huésped interviene de manera directa con el fracaso de los implantes dentales desde la perspectiva de residentes y docentes de la segunda especialidad de Periodoncia e Implantes de la Universidad Andina del Cusco 2015-2016.<br><br>El factor técnica quirúrgica interviene de manera directa con el fracaso de los implantes dentales desde la perspectiva de residentes y docentes de la segunda especialidad de Periodoncia e Implantes de la Universidad Andina del Cusco 2015-2016.<br><br>El factor implante interviene de manera directa con el fracaso de los implantes dentales desde la perspectiva de residentes y docentes de la segunda especialidad de Periodoncia e Implantes de la Universidad Andina del Cusco 2015-2016.<br><br>El factor prótesis interviene de manera directa con en el fracaso de los implantes dentales desde la perspectiva de residentes y docentes de la segunda | Multivariable<br><br>Factores que interviene en el fracaso de implantes dentales | **Tipo y nivel de investigación**<br>Tipo de investigación es aplicativa (Bungue) y Mixto (Sampieri)<br><br>El nivel de investigación es descriptivo explicativo<br><br>**Método y diseño de investigación**<br>Método es Inductivo-deductivo.<br><br>Diseño es No Experimental<br><br>**Técnica de recolección de datos:**<br>- Revisión documental.<br>- Encuesta<br>- Entrevista<br><br>**Instrumento:**<br>- Ficha de recojo de información<br>- Ficha de registro validado<br>- Guía de entrevista<br><br>**Población:**<br>30 Residentes y 4 docentes de la especialidad de Periodoncia e implantes de la UAC |

| | residentes y docentes de la 2da especialidad de Periodoncia e Implantes de la Universidad Andina del Cusco – 2015-2016? | docentes de la 2da especialidad de Periodoncia e Implantes de la Universidad Andina del Cusco 2015-2016 | especialidad de Periodoncia e Implantes de la Universidad Andina del Cusco 2015-2016. | | |
|---|---|---|---|---|---|
| | | | | | |

**Anexo # 2**

**Ficha de Recojo de Información**

La información recolectada se desarrolló en la biblioteca de la Universidad Andina del Cusco y de la web.

Todo se almacenó de manera virtual en un portafolio de información siguiendo el esquema de la ficha de recojo de información.

| Ficha de recojo de información | | | |
|---|---|---|---|
| 1 | Libros | | |
| 2 | Tesis | Parecidas | |
| | | Poco parecidas | |
| 3 | Artículos | Investigación | |
| | | Revisión de literatura | |
| | | Ensayos | |

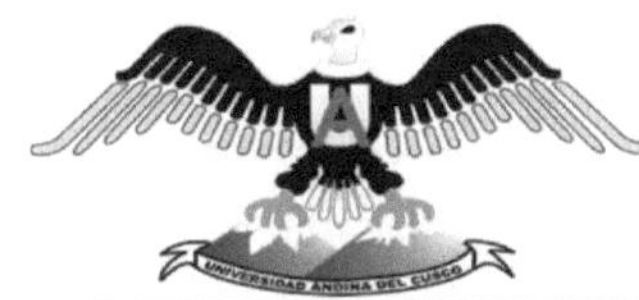



## Anexo # 3

## Cuestionario Validado

Instrucciones:

A continuación le mostraremos los factores de riesgo para el fracaso de implantes dentales, otórguele una calificación de acuerdo a la siguiente tabla:

| 1 | 2 | 3 |
|---|---|---|
| Nunca | Esporádico | Frecuente |

| 1. CARACTERÍSTICAS DEL HUESPED | 1 | 2 | 3 |
|---|---|---|---|
| **1.1.    Antecedentes médicos y estomatológicos** | | | |
| Diabetes | | | |
| Osteoporosis | | | |
| Bifosfonatos | | | |
| Periimplantitis | | | |
| Tabaquismo | | | |
| **1.2.-Cantidad ósea** | | | |
| Seibert tipo I | | | |
| Seibert tipo II | | | |
| Seibert tipo III | | | |
| **1.3.-Calidad ósea** | | | |
| D1 totalmente cortical | | | |
| D2 en su mayoría cortical, poco medular | | | |
| D3 en su mayoría medular, poco cortical | | | |
| D4 totalmente medular | | | |
| **2. TECNICA QUIRURGICA** | 1 | 2 | 3 |
| **2.1.- Bioseguridad** | | | |
| Contaminación | | | |
| **2.2.- Sobrecalentamiento óseo** | | | |
| Por poca irrigación | | | |

| | 1 | 2 | 3 |
|---|---|---|---|
| Fresas sin filo | | | |
| **2.3.- Estabilidad primaria** | | | |
| Falta de estabilidad primaria | | | |
| **3.  IMPLANTES DENTAL** | 1 | 2 | 3 |
| 3.1.- Fabricación | | | |
| Falla del fabricante | | | |
| **4.  PROTESIS** | 1 | 2 | 3 |
| 4.1.- Oclusión | | | |
| Trauma de oclusión | | | |
| 4.1.- Asentamiento de la estructura | | | |
| No hay ajuste pasivo | | | |

GRACIAS POR SU COLABORACION….

CERTIFICADO DE VALIDEZ DE CONTENDO DEL INSTRUMENTO QUE MIDE ...........................................................................

| N° | DIMENSIONES / items | Pertinencia[1] | | Relevancia[2] | | Claridad[3] | | Sugerencias |
|---|---|---|---|---|---|---|---|---|
| | DIMENSIÓN 1 | Si | No | Si | No | Si | No | |
| 1 | Antecedentes micro | X | | X | | X | | |
| 2 | Cantidad ore | X | | X | | X | | |
| 3 | Calidad ore | X | | X | | X | | |
| | DIMENSIÓN 2 | Si | No | Si | No | Si | No | |
| 4 | Bruguedad | X | | X | | X | | |
| 5 | Sobrecalentamiento oro | X | | X | | X | | |
| 6 | Estabilidad primaria | X | | X | | X | | |
| | DIMENSIÓN 3 | Si | No | Si | No | Si | No | |
| 7 | Fabricación | X | | X | | X | | |
| | DIMENSIÓN 4 | Si | No | Si | No | Si | No | |
| 8 | Oclungo | X | | X | | X | | |
| 9 | Asentamiento de la estructura | X | | X | | X | | |

Observaciones (precisar si hay suficiencia): ________________________________________

Opinión de aplicabilidad:     Aplicable [X]     Aplicable después de corregir [ ]     No aplicable [ ]

Apellidos y nombres del juez validador. Dr.: Juan Carlos Valencia Martínez     DNI: 23966068

Especialidad del validador: Doctor en Ciencias de la Salud.

[1]**Pertinencia:** El ítem corresponde al concepto teórico formulado
[2]**Relevancia:** El ítem es apropiado para representar al componente o dimensión específica del constructo
[3]**Claridad:** Se entiende sin dificultad alguna el enunciado del ítem, es conciso, exacto y directo

**Nota:** Suficiencia, se dice suficiencia cuando los ítems planteados son suficientes para medir la dimensión

20 de Marzo ........ del 20 16

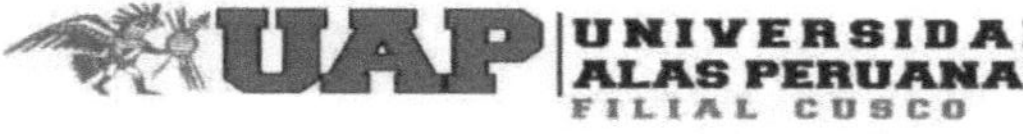

Dr. Juan Carlos Valencia Martínez
DOCTOR EN CIENCIAS DE LA SALUD

Firma y sello del Experto

**UNIVERSIDAD ALAS PERUANAS** — FILIAL CUSCO

CERTIFICADO DE VALIDEZ DE CONTENDO DEL INSTRUMENTO QUE MIDE ..........................................................................

| Nº | DIMENSIONES / items | Pertinencia[1] | | Relevancia[2] | | Claridad[3] | | Sugerencias |
|---|---|---|---|---|---|---|---|---|
| | DIMENSIÓN 1 | Si | No | Si | No | Si | No | |
| 1 | Antecedentes | X | | Y | | Y | | |
| 2 | Cantidad | X | | Y | | Y | | |
| 3 | Calidad | Y | | Y | | X | | |
| | DIMENSIÓN 2 | Si | No | Si | No | Si | No | |
| 4 | Biorseguridad | Y | | Y | | X | | |
| 5 | Sobrecalentamiento | X | | X | | X | | |
| 6 | Falsibilidad | X | | X | | Y | | |
| | DIMENSIÓN 3 | Si | No | Si | No | Si | No | |
| 7 | Fabricación | X | | Y | | X | | |
| | DIMENSIÓN 4 | Si | No | Si | No | Si | No | |
| 8 | Oclusión | X | | X | | X | | |
| 9 | Sentamiento de la estructura | X | | Y | | Y | | |

Observaciones (precisar si hay suficiencia): _______________________________________

Opinión de aplicabilidad:  Aplicable [X]  Aplicable después de corregir [ ]  No aplicable [ ]

Apellidos y nombres del juez validador. Dr.: CESAR HERRERA MENENDEZ  DNI: 29377455

Especialidad del validador: Doctor en Ciencias de la Salud

[1] **Pertinencia:** El ítem corresponde al concepto teórico formulado.
[2] **Relevancia:** El ítem es apropiado para representar al componente o dimensión específica del constructo
[3] **Claridad:** Se entiende sin dificultad alguna el enunciado del ítem, es conciso, exacto y directo

**Nota:** Suficiencia, se dice suficiencia cuando los ítems planteados son suficientes para medir la dimensión.

20 de Marzo del 2016

Dr. Cesar Herrera Menendez
DOCTOR EN CIENCIAS DE LA SALUD
Firma y sello del Experto

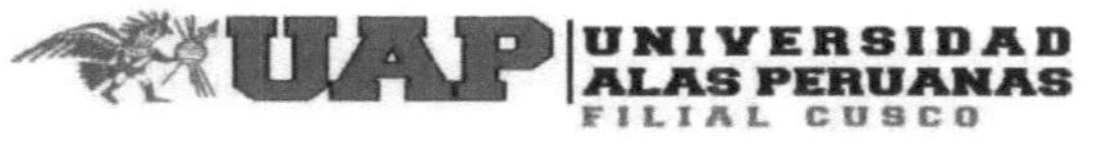

CERTIFICADO DE VALIDEZ DE CONTENDO DEL INSTRUMENTO QUE MIDE ..........................................................

| Nº | DIMENSIONES / ítems | Pertinencia[1] | | Relevancia[2] | | Claridad[3] | | Sugerencias |
|---|---|---|---|---|---|---|---|---|
| | DIMENSIÓN 1 | Si | No | Si | No | Si | No | |
| 1 | Antecedentes | x | | x | | x | | |
| 2 | Cantidad orca | x | | x | | x | | |
| 3 | Cebidad orca | x | | x | | x | | |
| | DIMENSIÓN 2 | Si | No | Si | No | Si | No | |
| 4 | Bioseguridad | x | | x | | x | | |
| 5 | Solzycalentamiento orca | x | | x | | x | | |
| 6 | italicidad primaria | x | | x | | x | | |
| | DIMENSIÓN 3 | Si | No | Si | No | Si | No | |
| 7 | Felsicanism | x | | x | | x | | |
| | DIMENSIÓN 4 | Si | No | Si | No | Si | No | |
| 8 | Oclusim | x | | x | | x | | |
| 9 | Sustanicato de la estructura | x | | x | | x | | |

Observaciones (precisar si hay suficiencia):______________________________________________

Opinión de aplicabilidad:       Aplicable [x]        Aplicable después de corregir [ ]        No aplicable [ ]

Apellidos y nombres del juez validador. Dr.: HERBERT Cosio Dueñas ................... DNI: 29663764

Especialidad del
validador: DOCTOR EN EDUCACIÓN ......................................................................................................

[1]Pertinencia:El ítem corresponde al concepto teórico formulado.
[2]Relevancia: El ítem es apropiado para representar al componente
o dimensión específica del constructo
[3]Claridad: Se entiende sin dificultad alguna el enunciado del ítem, es
conciso, exacto y directo

Nota: Suficiencia, se dice suficiencia cuando los ítems planteados
son suficientes para medir la dimensión

.....20..de.....Marzo........ del 20/6

Dr. Herbert Cosío Dueñas
DOCTOR EN EDUCACIÓN

Firma y sello del Experto

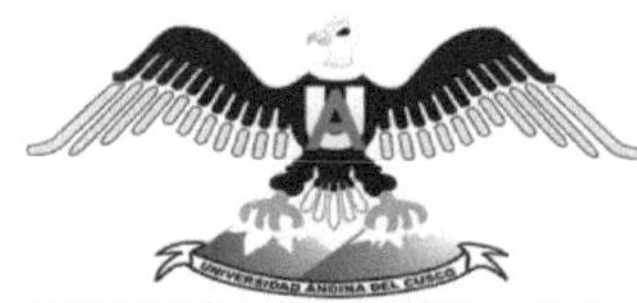



## Anexo # 4

### Guía de Entrevista a Expertos

Procedimiento:

1. Se hará una Introducción y presentación del propósito del estudio
2. Tramita el Consentimiento verbal de participación voluntaria.
3. Solicita el Permiso para grabar.

Guía de la Entrevista:

Esta entrevista hace parte de una investigación que indaga sobre los factores que influyen el fracaso de implantes dentales colocados en la especialidad de periodoncia e implantes de la UAC. Para esta entrevista su identificación será necesaria y su participación es de carácter voluntario. Dada la magnitud de este proyecto y la extensión de la entrevista que es de aproximadamente una media hora, necesitamos registrar la información utilizando la grabadora. Si está de acuerdo, procederemos.

**Entrevista semiestructura a expertos:**

Nombre:..................................................................................................
Procedencia: ...........................................................................................
Especialidad: ..........................................................................................
Grado Académico:....................................................................................
Experiencia Clínica (años):.......................................................................
Experiencia docente (años):.....................................................................
Experiencia investigativa (años):..............................................................

Con base en su experiencia e investigación:

I. CARACTERÍSTICAS DEL HUESPED

- ¿Cuáles son los antecedentes médicos y estomatológicos más frecuentes que pueden influir en el fracaso de los implantes dentales?
- ¿La Cantidad ósea puede influir en el fracaso de los implantes dentales?
- ¿La Calidad ósea puede influir en el fracaso de los implantes dentales?
- ¿Alguna acotación sobre las características del huésped?

II. TECNICA QUIRURGICA

- ¿La Bioseguridad puede influir en el fracaso de los implantes dentales?, ¿Por qué?, ¿De qué manera?
- ¿El Sobrecalentamiento óseo puede influir en el fracaso de los implantes dentales?, ¿Porque?, ¿De qué manera?
- ¿Qué opina de la Estabilidad primaria?
- ¿Alguna acotación sobre las técnicas quirúrgicas?

III. IMPLANTES DENTAL

- ¿Qué opina del macro y micro diseño del implante dental?, ¿Pueden influenciar en el fracaso'
- ¿Cree Ud. que un gran porcentaje de fracasos en el tratamiento de implantes sede por una falla en la fabricación de estos?
- ¿Alguna acotación sobre implantes dentales?

IV. PROTESIS

- ¿Cree Ud. que pueda ver una diferencia entre coronas cementadas vs atornilladas, prótesis unitarias vs múltiples y prótesis fijas vs removibles, en cuanto al fracasos de los implante?
- ¿Qué opina de la Oclusión en implantes?
- ¿Qué opina de la Asentamiento pasivo?
- ¿Alguna acotación sobre implantes dentales?

Sección para observaciones.

------------------------------------------------------------------------------------------

------------------------------------------------------------------------------------------

------------------------------------------------------------------------------------------

------------------------------------------------------------------------------------------

-----------------------------------------------------------------------------------

------------------------------------------------------------------------------------------

-----------------------------------------------------------------------------------

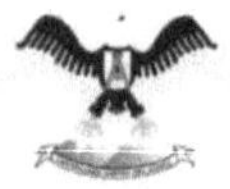

UNIVERSIDAD ANDINA DEL CUSCO
FACULTAD DE CIENCIAS DE LA SALUD
CARRERA PROFESIONAL DE ESTOMATOLOGÍA

"AÑO DE LA CONSOLIDACIÓN DEL MAR DE GRAU"

Cusco de 04 de Mayo del 2016

Querido Dr. Gustavo Becerra Infantas en respuesta de su solicitud de recolección de datos para su tesis de Doctorado en Estomatología titulada "ANÁLISIS DE LOS FACTORES QUE INTERVIENEN EN EL FRACASO DE IMPLANTES DENTALES DESDE LA PERSPECTIVA DE RESIDENTES Y DOCENTES DE LA SEGUNDA ESPECIALIDAD DE PERIODONCIA E IMPLANTES DE LA UNIVERSIDAD ANDINA DEL CUSCO 2015-2016", en la 2da especialidad de Periodoncia e Implantes, se le concede el permiso correspondiente.

Sin otro particular y agradeciendo por la atención que el presente se merezca, aprovecho la oportunidad para reiterarle la muestra de mi estima personal.

Atentamente.

**Mgt. Esp. Deyvis Villa Palomino**
Coordinador de Segundas Especialidades - Estomatología

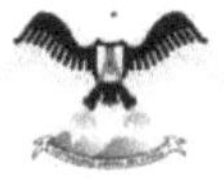



*"AÑO DE LA CONSOLIDACIÓN DEL MAR DE GRAU"*

Cusco  de 04 de Mayo del 2016

Querido Dr. Gustavo Becerra Infantas en respuesta de su solicitud le envió la lista de docentes de la 2da especialidad de Periodoncia e implantes contratados en el semestre 2016-I

**PERIODONCIA E IMPLANTOLOGIA.  Resolución (N°.CU-077-13/SG-UAC)**

- **DRA. TANIA ARIZA FRITAS**
- **DR. GUSTAVO ALBERTO OBANDO PEREDA**
- **DR MIGUEL SEBASTIÁN DELGADO BRAVO**
- **DR JORGE OMAR HUAMANI MAMANI**

Sin otro particular y agradeciendo por la atención que el presente se merezca, aprovecho la oportunidad para reiterarle la muestra de  mi estima personal.

Atentamente.

**Mgt. Esp. Deyvis Villa Palomino**
Coordinador de Segundas Especialidades - Estomatología

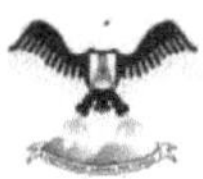

UNIVERSIDAD ANDINA DEL CUSCO
FACULTAD DE CIENCIAS DE LA SALUD
CARRERA PROFESIONAL DE ESTOMATOLOGÍA



Cusco  de 04 de Mayo del 2016

Querido Dr. Gustavo Becerra Infantas en respuesta de su solicitud le envió la lista de alumnos de la 2da especialidad de Periodoncia e implantes matriculados en el semestre 2016-I

**PERIODONCIA E IMPLANTOLOGIA.** Resolución (N°.CU-077-13/SG-UAC)

| N° | Especialidad | Apellido y Nombres |
|---|---|---|
| 1 | Periodoncia e Implantologia | CCAHUANA PAUCAR OSCAR ELVIS |
| 2 | Periodoncia e Implantologia | YABAR VILLAFUERTE GUSTAVO |
| 3 | Periodoncia e Implantologia | FERRO CARRASCO MARCO ANTONIO |
| 4 | Periodoncia e Implantologia | VILLASANTE HERRERA KAREN JUSSI |
| 5 | Periodoncia e Implantologia | ZEA CONCHA GONZALO |
| 6 | Periodoncia e Implantologia | FIGUEROA ONOFRIO URIEL |
| 7 | Periodoncia e Implantologia | VIZCARRA CASTILLO MIGUEL ANGEL |
| 8 | Periodoncia e Implantologia | QUISPE PFURO JUAN JULIO |
| 9 | Periodoncia e Implantologia | ROMERO GUEVARA EDSON JUNIOR |
| 10 | Periodoncia e Implantologia | LUNA VALENZUELA MILTON CRISTOBAL |
| 11 | Periodoncia e Implantologia | MAMANI GARCIA SOFIA YANET |
| 12 | Periodoncia e Implantologia | MAYORGA BUSTINZA MARIA XIOMARA |
| 13 | Periodoncia e Implantologia | YUCRA FLORES ELIAS HUGO |
| 14 | Periodoncia e Implantologia | PAREDES OCAMPO CLINT ROBERT |
| 15 | Periodoncia e Implantologia | URETA ALEGRIA GLORIA MARIA |
| 16 | Periodoncia e Implantologia | QUISPE CHIPANA LISBETH MAGDA |
| 17 | Periodoncia e Implantologia | MORALES ALMIRON DERLY |
| 18 | Periodoncia e Implantologia | REYES PEÑA FRANKLIN ANDRES |
| 19 | Periodoncia e Implantologia | COTACALLAPA GONZALES PERCY |
| 20 | Periodoncia e Implantologia | ORUE ESPINOZA EVERTH |
| 21 | Periodoncia e Implantologia | LOLI CEVALLOS RAFAEL EDUARDO |
| 22 | Periodoncia e Implantologia | COTRADO HUAMAN SADITH RAQUEL |
| 23 | Periodoncia e Implantologia | SUCA HUAQUIPACO EDGAR ROGELIO |
| 24 | Periodoncia e Implantologia | ALEGRIA VALENCIA SANTIAGO CIRO |
| 25 | Periodoncia e Implantologia | MANRIQUE ESTRADA JORGE LUIS |
| 26 | Periodoncia e Implantologia | CHACALTANA PISCONTE JULIO GUILLERMO |
| 27 | Periodoncia e Implantologia | YUPANQUI QQUECHO MIGUEL ANGEL |

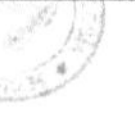

| 28 | Periodoncia e Implantología | PUMA PARI DEYSI SHIRLEY |
| 29 | Periodoncia e Implantología | VALENZUELA PACHACAMAC EDITH JULIBETH |
| 30 | Periodoncia e Implantología | MENDOZA LARICO INES ESPERANZA |

Sin otro particular y agradeciendo por la atención que el presente se merezca, aprovecho la oportunidad para reiterarle la muestra de  mi estima personal.

Atentamente.

**Mgt. Esp. Deyvis Villa Palomino**
Coordinador de Segundas Especialidades - Estomatología

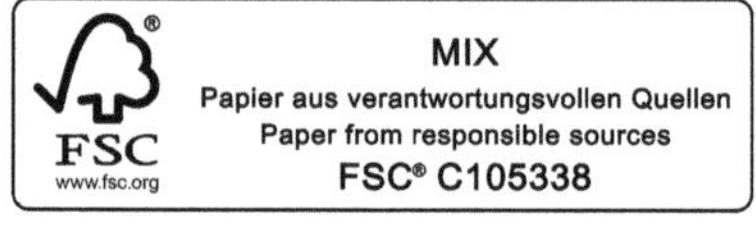


Printed by Books on Demand GmbH, Norderstedt / Germany